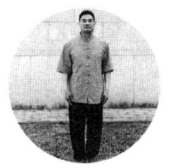 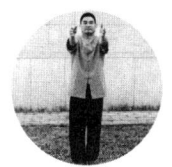 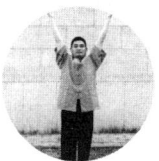 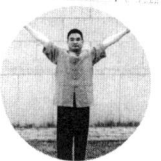

微运动，慢健康

余 军 著

石油工业出版社

图书在版编目（CIP）数据

微运动，慢健康 / 余军著. -- 北京：石油工业出版社，2016.8
ISBN 978-7-5183-1404-1

Ⅰ. 微… Ⅱ. 余… Ⅲ. 健身运动－基本知识 Ⅳ. G883

中国版本图书馆CIP数据核字（2016）第179077号

微运动，慢健康

余军 著

出版发行 石油工业出版社
（北京安定门外安华里2区1号楼 100011）
编辑部：（010）64523643 图书营销中心：（010）64523633
经　　销：全国新华书店
印　　刷：北京晨旭印刷厂

2016年8月第1版　2016年12月第2次印刷
710×1000毫米　开本：1/16　印张：16
字　　数　200千字

定　　价　39.80元

（如出现印装质量问题，我社图书营销中心负责调换）
版权所有，翻印必究

序一

健康中国，预防为先

人类在21世纪跨进了"生命时代"。现代社会从"硅基文明"步入了"碳基文明"。生命科学随人体基因测序逐步完成，开始了解读生命密码的伟大进程。我国的发展模式，也告别了"GDP向导"。中国人前所未有地开始关注自身的生存环境，关注自身健康，关注生命的质量。阳光、空气和水是大自然赋予我们最宝贵的资源和财富。健康是我们每个人最基本也是最高的追求。

13亿人的健康，不能靠吃药、打针来解决，"健康中国"必须依靠先进的手段进行预防。2000多年前中医宝典《黄帝内经》中说："是故圣人不治已病治未病，不治已乱治未乱，此之谓也。夫病已成而后药之，乱已成而后治之，譬如渴而穿井，斗而铸锥，不亦晚乎。"西医学对于健康管理、新的社会生物医学模式的认识，使中西医学殊途同归。医疗保健应遵循整体观，辨证施治、预防为主、精准医疗，这些理论已成学界共识。

社会以人为本，人以健康为本，健康以养生为本，养生以教育为本，教育以自我锻炼为本。爱自己才有健康。寻求健康人生的钥匙，就在我们每个人自己的手中。

"合理膳食、适量运动、戒烟限酒、心理平衡"已经成为人们共同的健康口诀。本书还对常见脏腑疾病、中医经络导引原理，做了深入浅出的论述，并辅之合于天时、适于个体的健康膳食介绍，使读者能有更大受益。

国家中医药管理局中医药标准化工作办公室副主任

中国中医科学院规范标准研究中心执行主任

全国第三批名老中医学术经验继承人

沈氏女科第二十代传人

医学博士、博士生导师

韩学杰

2016年8月于北京

序二

中华导引，引导健康

中华医学博大精深，特别是"导引术"的应用与发展。导引亦称作"道引"，意为"导气令和""引体令柔"之意，即"使气更平和，使体更柔软。"

导引术在古代原为一种养生术，起源于远古，流行于春秋战国时期，被当时的医家重视及应用。其以经脉学说为理论基础，通过调节呼吸、肢体动作、按摩拍打等一系列方法，从而达到疏通经络、活跃气血等作用，用以调和人体气血，从而达到强身健体的目的。

1974年于湖南长沙马王堆3号汉墓出土的《导引图》帛画充分反映了当时导引术的多样性，其彩绘有44幅图像，描绘了各种人物做各类导引的形象。从其功能上看可分为疾病治疗与健身强体两类。从肢体运动看，既有立式导引，又有坐式和步式导引……此《导引图》可谓迄今所发现的最早最完整的古代体操图样。1984年，在湖北江陵张家山第二七四号汉墓出土了弥足珍贵的导引学专注《引书》，其书论述了养生之道并记载导引术式以及用导引术治疗疾病的方法。《引书》丰富的文字解释使人们对导引术有了一个更为全面的了解。《导引图》与《引书》的再现，使我们更加明确：第一、导引术作为学术，是一门独立的医学学科，并未受道、佛、儒的影响，更与武术无干；第二、导引术是一种调和和激发自我身体康复的养生手段，其在古代社会中的发展已相当普遍。

  健康是人的根本，而人是社会的根本。在高速发展的当下，身体的健康是人们的基础，了解我们的身体，充分运用导引的原理和方法，内外兼修，并持之以恒方可使我们的体魄更加强健。余军主任的《微运动，慢健康》一书，正是以《黄帝内经》作为理论基础，充分运用导引的理论和方法，以"导引"为动力，腹腔内的脏腑为"开合"载体，通过微运动有针对性地锻炼，而达到脏腑微调，健康慢养的目的。

  脏腑微调，健康慢养，勤加练习并持之以恒，会使我们的身体更加健康、体魄更加强健。

北京体育大学导引养生中心名誉主任
北京体育大学教授
张广德
2016年7月于北京

前言

当下社会的高速发展,带来了改变,带动了科技的进步与高效,但同时也使我们赖以生存的自然环境及社会环境发生了重大的改变。对于当下的人们来讲,来自于家庭、工作、学习等方面的压力日益增大,加之膳食结构和生活方式的转变,以及外部生活环境的影响,致使大多数人每天都在承受着来自情绪、身体的双重压力,在此状态下,就易引发身体的不适,长此以往就会伤及脏腑,引发病变,严重影响我们的身体健康。

人体组织很奇妙,它具有自我修复的功能,而激活这一功能的"钥匙"就是运动,运动不仅可以增强人的体能,坚定人的信念,调整人的心绪平稳,提高人体自身免疫力,有时对一些疾病,特别是慢性疾病的治疗比打针吃药还要管用。中老年人偏向于广场舞、健身操、太极拳,八段锦、五禽戏等强身健体,年轻人偏向于瑜伽、器械、街舞等塑形锻炼体魄，无论哪个年龄段的人都将运动作为一种对自己身体健康的"必修课"。这种外在的锻炼重点练就的是体表、肌肉和骨骼，对于五脏六腑等内在脏器的锻炼却没有太强针对性，而且对锻炼所需的时间和空间都有一定的要求。

我们的身体是一部复杂的机器，每个器官都有其运动的频率与功效，各司其职肩负着它们的使命，维持着我们身体的正常运转。机器是需要不断的运动和磨合的，我们的身体亦是如此。我们想得到生命和健康，就离不开阳光、空气、水以及运动，阳光、空气和水是大自然赋予我们人类维持生命的宝贵资源与财富，而运动则是我们保持及提升自身生命健康的一种行为方式。人类时刻都在"运动"着，运动大体分为两类：外在与内在。外在是指骨骼机体的锻炼，内在是指身体内脏腑器官的锻炼。

脏腑健康是人体健康之根本，作为一名医者，经过多年的从医经验及对一些疾病的理解认识，并依托于传统的中医理论，结合人体经络及传统的健身保健功法，有针对性的总结出一套针对脏腑器官的强身操。力求于通过微运动进行脏腑微调、健康慢养，通过循序渐进的方式达到修身固本、防病祛病之功效。

对于疾病的治疗，讲究的是标本兼治。对于运动，我们也要内外兼修。外练体魄，塑形——治标；内练脏腑，激活——治本。脏腑存在于人体内腔，外部被骨骼、肌肉及人体表皮保护着，对脏腑的锻炼往往容易被人们所忽略，而脏腑作为人体机能之根本，同样需要通过锻炼更好地激发其机能潜质及自我修复的功能，从而由内而外的为我们的身体提供源源不断的生机，让我们的身体更加强健，让我们的精气神更加的充裕。

"微运动，慢健康"提倡的是：通过循序渐进的坚持和小的改变，从而达到对疾病的预防和改善。以腹腔内的脏腑为"开合"载体，以"导引"为动力，通过微动作促使脏腑器官的运动，促进经络疏通、血气通畅、调和营卫、活血散瘀及调整脏腑功能，从而使我们的身体健康富有活力。

我们身体的健康出现问题，并不是突发的显现，而是经过了一个潜在的变化过程。当然情绪压力、不规律的作息、不合理的饮食结构、不良的生活习惯、外在的自然环境等因素都是影响我们身体健康的诱因。因此对于健康的修复也需要一个过程，这就是"健康慢养"的理论。这里的"慢"指的是一种循序渐进的过程，当然它的基础是坚持。慢，也是一种生活方式，这是相对于当下快节奏的生活状态而言，凡事慢一下，给自身一个缓冲的时间，更利于自我的思考及计划的执行；遇事慢一慢，保持头脑的清醒，更利于自我情绪的掌控及决策的下达；对健康的恢复与提升，慢一些，更利于巩固与提升。

"心绪平稳、合理膳食、规律作息、适当运动"是保持人们身体健康的基本准则。本书对五脏六腑的生理结构进行基本的描述，目的是为了让读者更加地了解我们的身体结构及脏腑器官功能。同时本书依托于传统的中医理论，结合人体的经络及传统的健身保健功法，通过导引的原理使其结合贯通。坚持微运动的练习，从而达到脏腑微调的目的，由内而外激发脏腑潜能、强健外部机体，让我们的身体更加健康，生活更加的欢愉。

在此我希望读者们能够通过阅读本书，了解人体脏腑对我们身体的重要性，并对本书总结出的微运动，进行循序渐进的练习，并形成一种日常锻炼的习惯。规律日常的作息，改变日常的一些坏习惯，并结合合理的膳食，真正的"激活"我们的脏腑器官，从根本上将我们的身体调整到最佳状态，以"慢养"的方式，获取最大的健康。

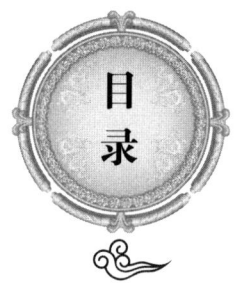

开篇　微运动，慢健康

微运动，激发脏腑之相生	/ 003
影响脏腑器官早衰的主要因素	/ 004
适合脏腑的微运动	/ 005
慢健康的原则	/ 006
微运动的功效	/ 007

上篇　五脏篇

第一章　"心"平气和　　　　　　　　　　/ 011
第一节　心脏是生命的发动机　　　　/ 012
第二节　容易被忽视的心脏病症状　　/ 015
第三节　心脏锻炼之微动作　　　　　/ 017
第四节　保护心脏从日常做起　　　　/ 028

第二章　"肝"之防御　　　　　　　　　　/ 035
第一节　肝脏——"三军之统帅"　　/ 036
第二节　肝脏疾病——"无形之杀手"　/ 041
第三节　微动作的锻炼　　　　　　　/ 044
第四节　如何使肝脏更健康　　　　　/ 049

第三章　"脾"为气血生化之源　　　　　　/ 055
第一节　脾是人体的血库　　　　　　/ 056
第二节　常见的脾脏疾病　　　　　　/ 061
第三节　微锻炼，增强血库动力　　　/ 063
第四节　调理脾脏怎么吃？　　　　　/ 072

第四章　"肺"为华盖	**/ 075**
第一节　肺是人体的"净化器"	/ 076
第二节　常见的肺病	/ 081
第三节　微运动之锻炼肺脏	/ 084
第四节　简易清肺小食膳	/ 095
第五章　肾为先天之本，生殖之源	**/ 099**
第一节　肾是人的精元	/ 100
第二节　常见的肾脏病	/ 105
第三节　微运动之肾保健	/ 107
第四节　关爱肾脏的N种方法	/ 115

中篇 六腑篇

第六章 "胃"之动力 / 121
第一节 胃——仓廪之官，五味出焉 / 122
第二节 常见的胃病 / 126
第三节 微锻炼，强健我们的胃 / 129
第四节 养胃的诀窍 / 135

第七章 "小肠"之受盛化物 / 141
第一节 小肠——受盛之官，化物出焉 / 142
第二节 小肠常见病 / 145
第三节 如何锻炼我们的小肠 / 147
第四节 保护小肠，午餐要吃好 / 152

第八章 "大肠"之传道 / 155
第一节 大肠——传道之官，变化出焉 / 156
第二节 常见的大肠疾病 / 157
第三节 微锻炼，提升大肠的功能 / 160
第四节 肠道健康从今天开始 / 165

第九章 "胆"者，中精之府　　/ 169

第一节　胆——中正之官，决断出焉　　/ 170

第二节　与胆相关的常见病　　/ 175

第三节　微调理，大功效　　/ 177

第四节　胆气足，利决断　　/ 182

第十章 "膀胱"之存储　　/ 183

第一节　膀胱——周都之官，津液藏焉　　/ 184

第二节　容易被忽视的膀胱病　　/ 185

第三节　微运动之膀胱保养　　/ 188

第四节　膀胱之日常调理　　/ 193

第十一章 "三焦"之融通　　/ 197

第一节　三焦——决渎之官，水道出焉　　/ 198

第二节　三焦常见病　　/ 202

第三节　微动作之三焦保卫战　　/ 204

第四节　三焦之日常保养　　/ 211

下篇　五行相对，本源激发

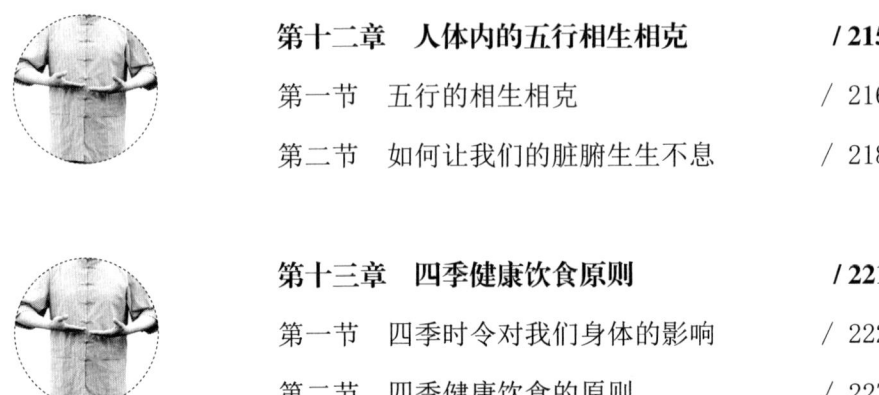

第十二章　人体内的五行相生相克　　/ 215

第一节　五行的相生相克　　/ 216

第二节　如何让我们的脏腑生生不息　　/ 218

第十三章　四季健康饮食原则　　/ 221

第一节　四季时令对我们身体的影响　　/ 222

第二节　四季健康饮食的原则　　/ 227

手机扫描二维码
观看微动作视频演示

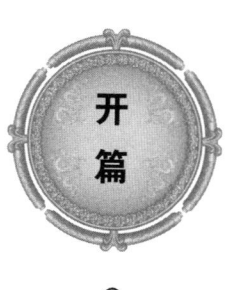

开篇

微运动，慢健康

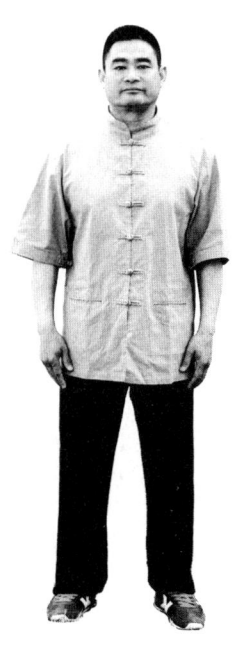

微运动，激发脏腑之相生

脏腑微运动，是以腹腔内的脏腑为"开合"载体，以"导引"为动力，通过微动作来锻炼加强脏腑器官的运动，促进人体气血的循环再生和相生相融，从而达到保健和调理的作用。

适当的脏腑运动，具有疏通经络、畅通气血、调和营卫、平衡阴阳、补虚扶正、活血散瘀及调整脏腑功能等重要作用。

脏腑的微运动原理，是通过外在的、有针对性的轻微动作配合有规律的呼吸，依靠腹肌、膈肌、脊椎、胸肌与胸廓等局部的协调运动，带动和引导腹腔内部脏腑器官之间展开有规律的抚摩运动，达到促进血液循环、排除体内垃圾、调整腹腔内脏腑器官的生理功能。针对脏腑器官的内运动，通过气血的运输促使微循环畅通，有益于脏腑器官营养的补给和器官的正常代谢，对血压的调整也有良好的作用。

通过对脏腑器官不同强度的刺激，产生不同的传导反射，可以调节神经系统，引发相应的生理作用，如轻力度引导有镇静、舒缓作用，中力度或稍微重些引导可促使脏腑器官产生兴奋，而过于强烈引导反而会引起神经抑制。

影响脏腑器官早衰的主要因素

❖ 环境因素

当今社会迅速发展，进而带来空气、水、食物、气候的不断变化、日益恶化，人们长时间处于这种环境中常常摄入有害物质，致使脏腑器官内代谢产物和有害物质聚集，影响器官的生理功能，加之免疫力功能下降和神经系统功能失调等不良生理状态，从而加速了人体内在脏腑器官衰老。

❖ 不良习性

不良的饮食习惯（暴饮暴食、经常摄入含有大量有害物质的食品、饮食不规律等）与不良的生活习惯（过量的烟酒、少睡眠等）会逐步使身体处于亚健康状态，引起人的生理性衰老或病理性衰退。

❖ 社会因素

社会竞争激烈，学习、就业、经营和工作的压力增大，让人们的生活节奏加快，使人们的身心疲惫。特别是过度的劳作，忽视了健康，加速了器官衰老。

❖ **身体局部因素**

长时间地挤压腹腔，限制了血液流通、阻碍了内在脏腑器官的微动脉与微静脉之间的血液循环。包括不良的工作习惯，长时间久立、久坐、久蹲、腹带勒系时间过久等。由于血流不畅，微循环受阻，会使有毒代谢产物滞留在内脏器官之中，引起内在脏腑器官过早衰老。

以上种种因素，均可促使人体内的脏腑器官早衰，影响其正常的生理功能。

适合脏腑的微运动

适合脏腑的微运动，首先在于其"微"上。"微"指的并不是表面意义上的微小和轻微，而是指动作幅度的"微"。

本书前两篇主要讲授了适用于人体脏腑器官锻炼的动作，其设计特点为"微"——在有限的空间范围内，通过微小幅度的动作练习，配以有意识地呼吸节奏与频率，对脏腑器官进行锻炼与内在抚摩，从而最大限度地激发其生理功能，使脏腑器官在机体内达到最佳的状态。

对本书中所设计的"微运动"应融会贯通，熟练其动作要领，坚持练习，使人体脏腑器官得到充分锻炼、相互间协调运作，从而使身体达到健康的状态。

慢健康的原则

慢健康，顾名思义，就是通过"慢"这一节奏及频率，针对我们的身（身体筋骨肌肉与脏腑）、心（情绪与精神状态）进行的一种自身调节及有针对性的部位调理，从而使我们的身心达到健康的状态。

慢健康提倡的是通过"慢"的节奏使我们的精神得到充分的放松，进而通过针对身体内在脏腑器官及外在骨骼肌肉的锻炼，由内而外地达到修复及激发内在脏腑之生理功能，强健外在体魄之效果，使我们的身体达到健康的状态。

人体内的脏腑器官不同于人体的骨骼肌肉，它们被严密的骨骼肌肉所包裹，不像骨骼肌肉那么强硬与坚韧，且脏腑器官在人体内的部位特征，导致对其锻炼及保养并非如肌肉那样，可以在短时间通过高强度的锻炼就能凸显出明显的效果。

针对内在脏腑器官的锻炼与抚摩需要一个长期坚持和循序渐进的过程，通过这种"慢"，长时间有规律的调理过程，方可达到理想的效果。

健康慢养，遵循的是内在脏腑器官各自运行及相互间运行互动的客观规律。了解、感受和掌握了这种自然运行的客观规律及节奏后辅之有针对性的锻炼方法，并配合有意识呼吸，脏腑器官开合运行节奏相配合，才能起到激发和促进其发挥最佳生理功能的状态。

"慢"是针对体内脏腑器官"调理"的一种节奏，同时通过这种"慢"的节奏可使自身的心绪得到平复，使呼吸达到一种平稳平和的规律状态，使人体真正达到一种整体、协调的状态，在此基础上开展有针对性的锻炼，方可达到最佳的成效。

微动作的功效

微运动的功效，就是通过每天对身体进行坚持锻炼，进而改善及提高人体脏腑器官的生理功能，使各脏腑器官间协调运作、相生相息，让我们的身体健康富有活力。

微运动的动作都是依据脏腑器官的生理特征，有针对性地设计，通过微小的动作幅度并结合"慢"的运动节奏，从而达到脏腑器官间内在功能运转的平衡和有效衔接。从"外在"带动"内在"，由开入合，内外平衡，故而内炼脏腑之脉，外修筋骨之肌肉。

手机扫描二维码
观看微动作视频演示

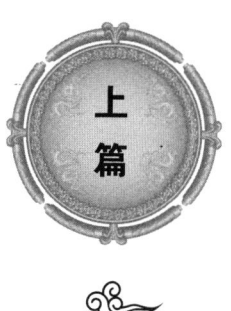

上篇

五脏篇

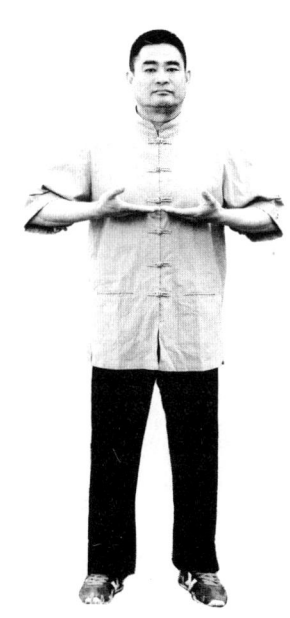

第一章 "心"平气和

心脏是人身体中最重要的一个器官，主要功能是提供动力，把血液运行至身体各个部分。人的心脏是一个不知疲倦的动力泵，只要生命不息，它就跳动不止。

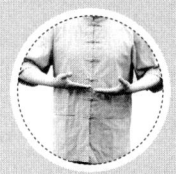

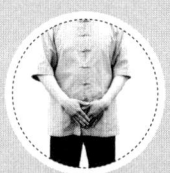

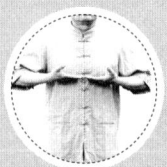

手机扫描二维码
观看微动作视频演示

第一节　心脏是生命的发动机

心脏是人体中最重要的一个器官，好比一个不知疲倦的发动机，通过自身搏动提供动力，推动血液流动为体内各个器官及组织提供充足的氧和营养物质，同时将体内代谢产生的废物如二氧化碳、无机盐、尿素、尿酸等带走，用以维持人体细胞、组织正常的生理活动。

人体的心脏外形像个"桃子"，位于人体胸腔中部：横隔之上，两肺间偏左。一个成年人心脏的体积相当于他握紧的拳头大小，重量约为350克，通常女性的心脏要比男性的体积偏小。在人的生命过程中，心脏始终在有规律地跳动着。这种有规律的跳动，是由心脏有节奏地"收缩"和"舒张"所产生。成年人一般心跳频率为60～80次/分钟，平均跳动约为75次/分钟。心脏通过"收缩"和"舒张"将血液输送到人体各部位，使体内血液循环系统正常运行。

❖ 心脏的基本结构

心脏由心肌构成，内部中空，分为：左心房、左心室、右心房、右心室四个腔，左右心房之间和左右心室之间均由间隔隔开，故互不相通，心房与心室之间有瓣膜，这些瓣膜使血液只能由心房流入心室，而不能倒流，但每个心房可经房室口通向同侧心室(如图1，心脏结构简图)。

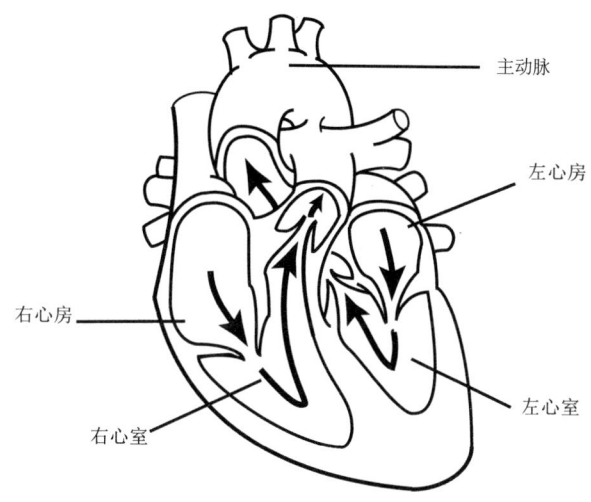

图1：心脏结构简图

❖ 血液在人体内的循环

血液在人体内流动方向为：上下腔静脉、冠状窦→右心房→右心室→肺动脉→肺循环→肺静脉→左心房→左心室→主动脉→体循环→上下腔静脉。

血液在人体内的循环可分为：体循环与肺循环。

体循环 它是指血液由左心室射入主动脉，并经各级动脉分支流向毛细血管，在此与组织细胞进行交换，由动脉血变成静脉血，将养分、氧气送入组织，同时带走代谢物进入静脉，最后经上、下腔静脉返回右心房。

肺循环 它是指血液由右心室射出，并经肺动脉干及其分支到达肺泡毛细血管，与肺泡进行气体交换，由静脉血变成动脉血，再经肺静脉返回左心房的循环，经过肺循环，暗红的静脉血又变成了鲜红的动脉血。

心脏作为人体的发动机，依靠心肌"收缩"造成室内压力上升推动射血，并依靠"舒张"所产生的室内压下降从而形成抽吸，一缩一张地有规律搏动形成心脏的原动力实现血液在人体内的循环。

第二节　容易被忽视的心脏病症状

心脏作为人体生命的发动机，实现了血液在人体内的循环，通过血液在各个器官及组织间地流动提供必要的氧和营养物质，同时维持了细胞正常的代谢功能，为人体提供基础的生命动力。如果心脏出现问题，那么将直接影响到人体机能的根基。

以下列举出一些常见的，但易被大家忽视的关于心脏的病症特征，以便大家对自身心脏状况能有一定的了解，通过身体的反应进行预判，并及时调理、时时保养、及时就医治疗。

❖ 胸闷

胸闷是一种胸部闷胀呼吸不畅的感觉，有些人会感到阵阵刺痛感。心脏作为人体生命的发动机，其在为血液流通提供动力时，如果输血通路不畅就会影响发动机的律动频率，轻者胸闷，重者会有种刺痛感。

❖ 失眠、心悸

失眠是指经常性的无法正常睡眠，导致失眠的情况很多，例如不易入睡、浅睡眠容易醒，或是彻夜无眠等。

心悸是指感觉心中悸动、惊恐不安，不能自主的一种症状，并常常伴有胸闷、气短、健忘、眩晕等症状特征。

传统中医学认为，失眠、心悸与气血不畅、思虑过度密切相关。思虑过度可导致精神的兴奋和消极，任何一种情绪都会对心脏产生一定的影响。兴奋情绪可促使气血流通，消极情绪可致体内痰湿淤堵，停留于心内，从而导致气血运行不畅。而人体的心脏时刻处于不停地运转中，运转不畅，气血受阻即会导致睡眠不安、心悸症状的出现。

心脏疾病是一种没有单一特征的病症，通常某一些症状能够提示心脏存在病症的可能，但当几种症状同时出现时，需进行综合评判方能得出肯定的诊断。

当我们身体不适到医院就医时，医生通常会通过了解我们的既往病史、家族遗传史，并配合机体检查来评估病人所患疾病的严重程度，并加以确诊。然而，有时患有严重心脏病患或是患有某些疾病晚期的患者也可能没有突出症状的体现。因此，对于心脏器官的日常锻炼、保养及养成规律的作息时间至关重要。我们要通过养成良好的习惯，注重对我们心脏的日常保养，从而激活其生理功能并使其规律的健康运转。

第三节　心脏锻炼之微动作

动作名称 心外按压引导

动作详解

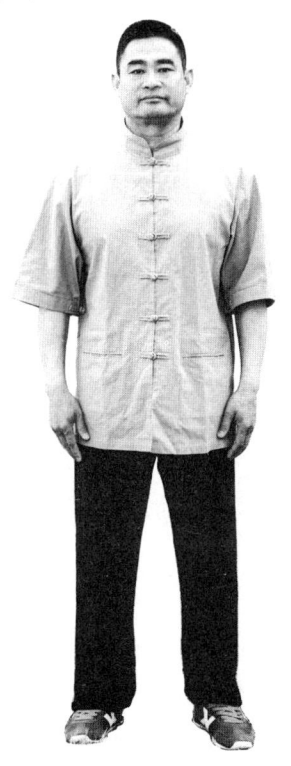

1 两脚平行开立，与肩同宽，双手放于大腿两侧。

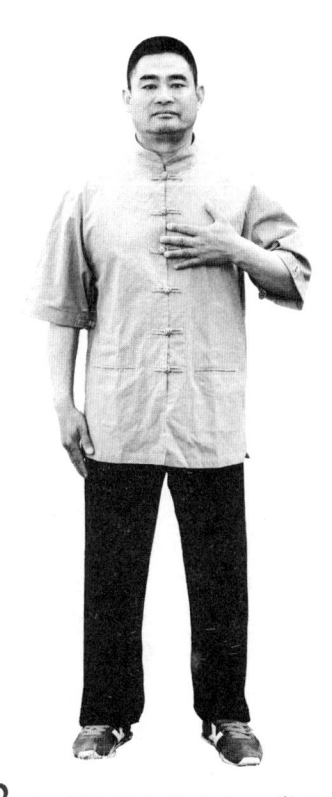

2 左手放于左胸之上，掌心与左胸乳头重合。

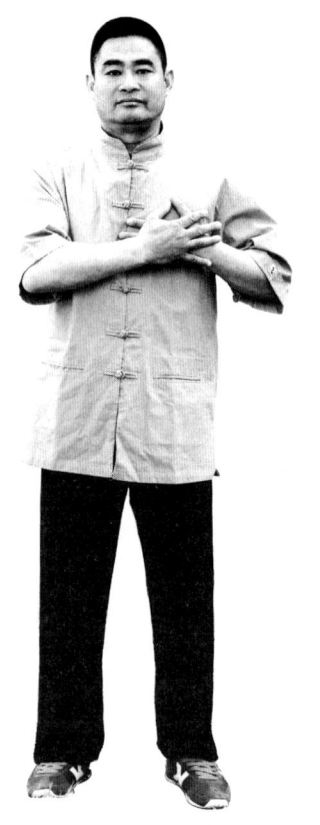

3 右手掌心放于左手手背之上，双手叠掌（左下右上），并结合呼吸频率进行按压。

·动作要领·

吸气时双手随左胸处鼓起，呼气时双手随力按压，一吸一压15~20次。

动作出处及依据：《黄帝内经》

疗效作用：

心外按压引导动作可以抚摩心脏器官，促进体内血液流动，使血液通过血管流向肺脏器官，从而为其他重要器官提供充足的氧气，起到激发、强健心脏功能，对预防和调节胸闷气短、心绞痛，增强脑供血等有一定的功效。

动作名称　**平心舒展引导**

动作详解

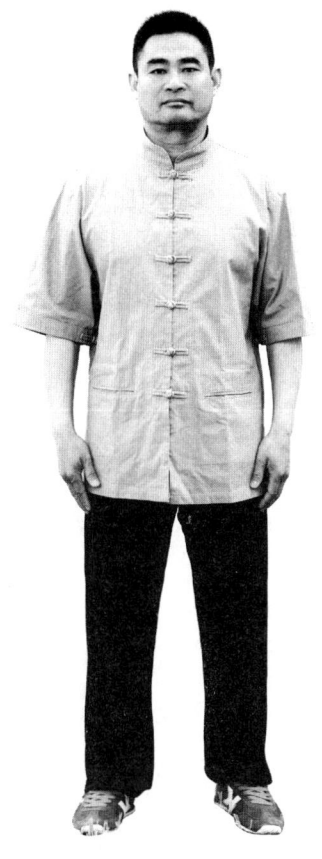

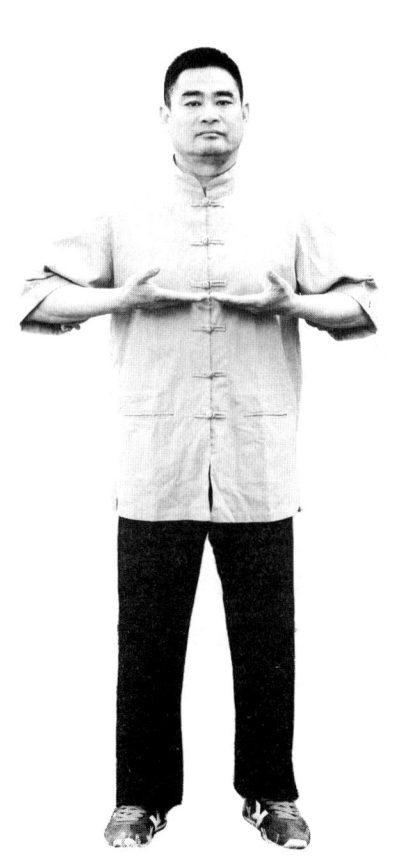

2 上体正直，双手掌心向上，随着吸气，双手缓慢向上抬升至胸前。

1 两脚平行开立，略宽于肩，膝关节成直立。

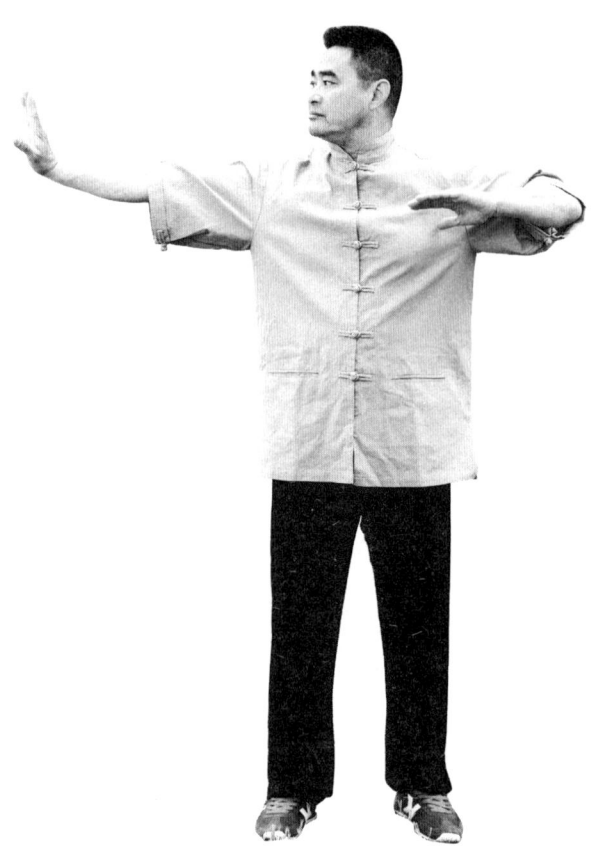

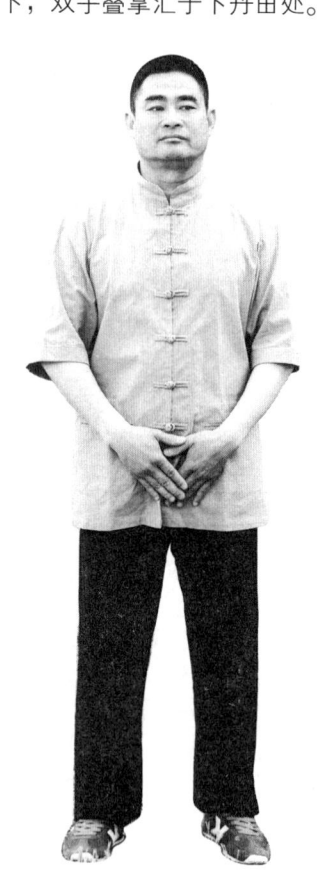

4 深吸一口气,屏住呼吸两秒钟后,随呼气双手缓慢下落,左手在下,双手叠掌汇于下丹田处。

3 右手变为立掌向右平推,右臂展直,同时左臂屈肘向左拉回,左掌掌心向下,停于左胸前,如拉伸状。伸展时眼随立掌移动,同时配合缓慢呼气。

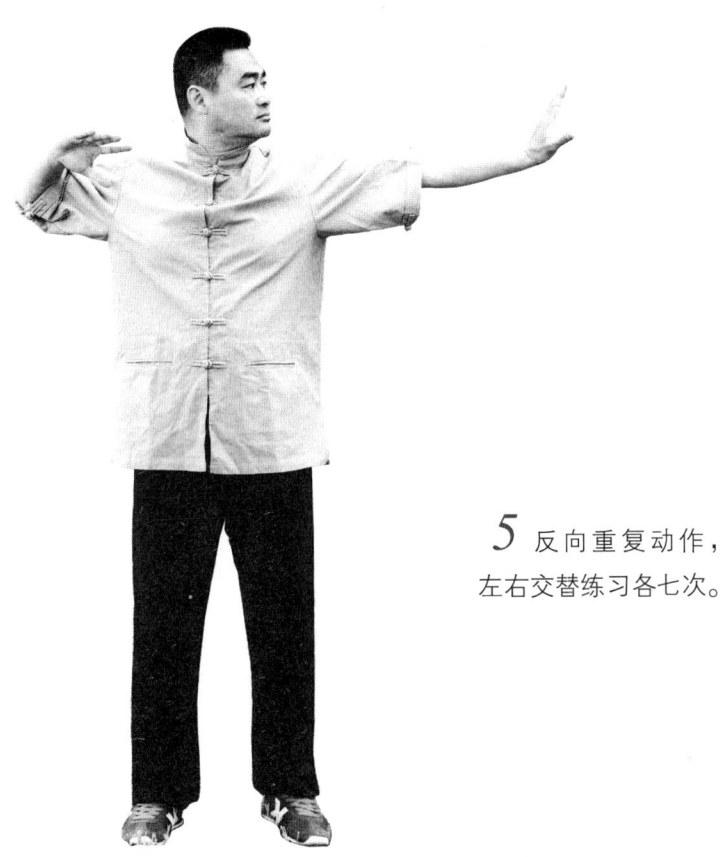

5 反向重复动作，左右交替练习各七次。

动作出处及依据：《八段锦》

疗效作用：

平心舒展引导动作能够增强心脏动力，调节心跳频率，能起到镇静平息，令胸口舒缓的作用。

| 动作名称 | **强心通脉引导** |

动作详解

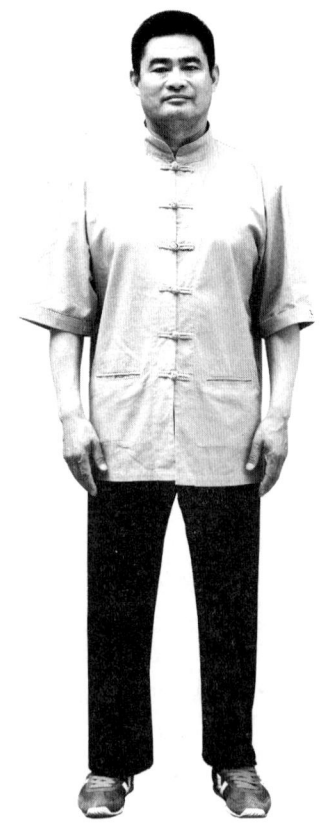

1 两脚平行开立，略宽于肩，膝关节成直立。

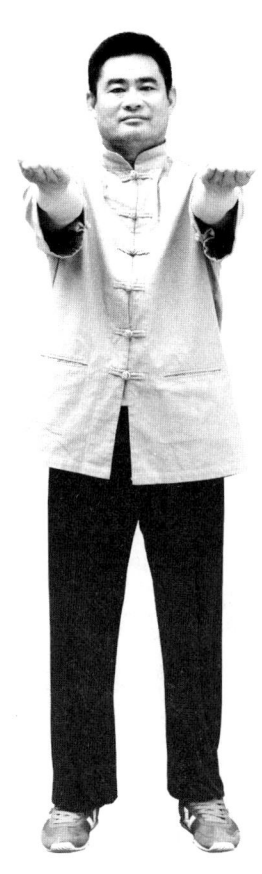
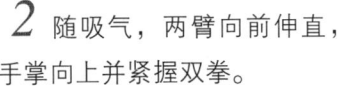
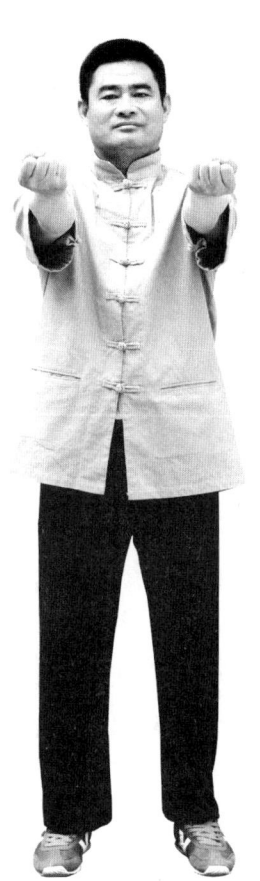

2 随吸气,两臂向前伸直,手掌向上并紧握双拳。

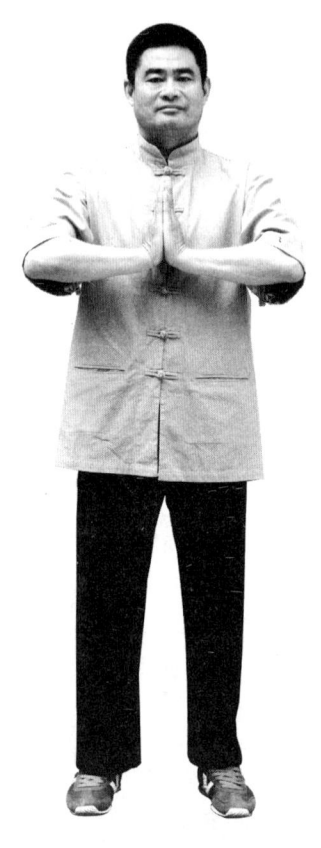

3 随呼气,两臂下落同时双掌相对合十,停于上丹田。

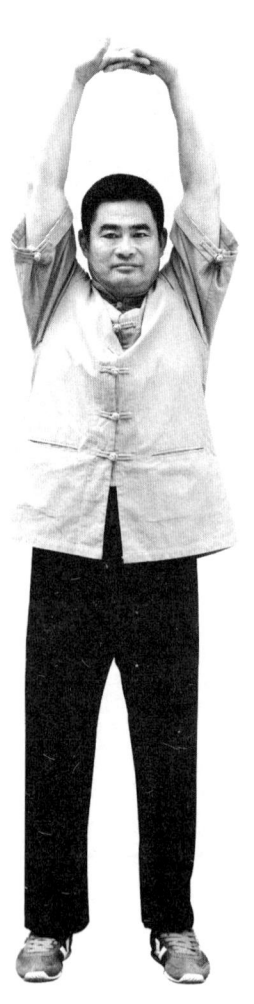

4 深呼吸,同时双掌外翻并向头上伸举,停留2秒钟。

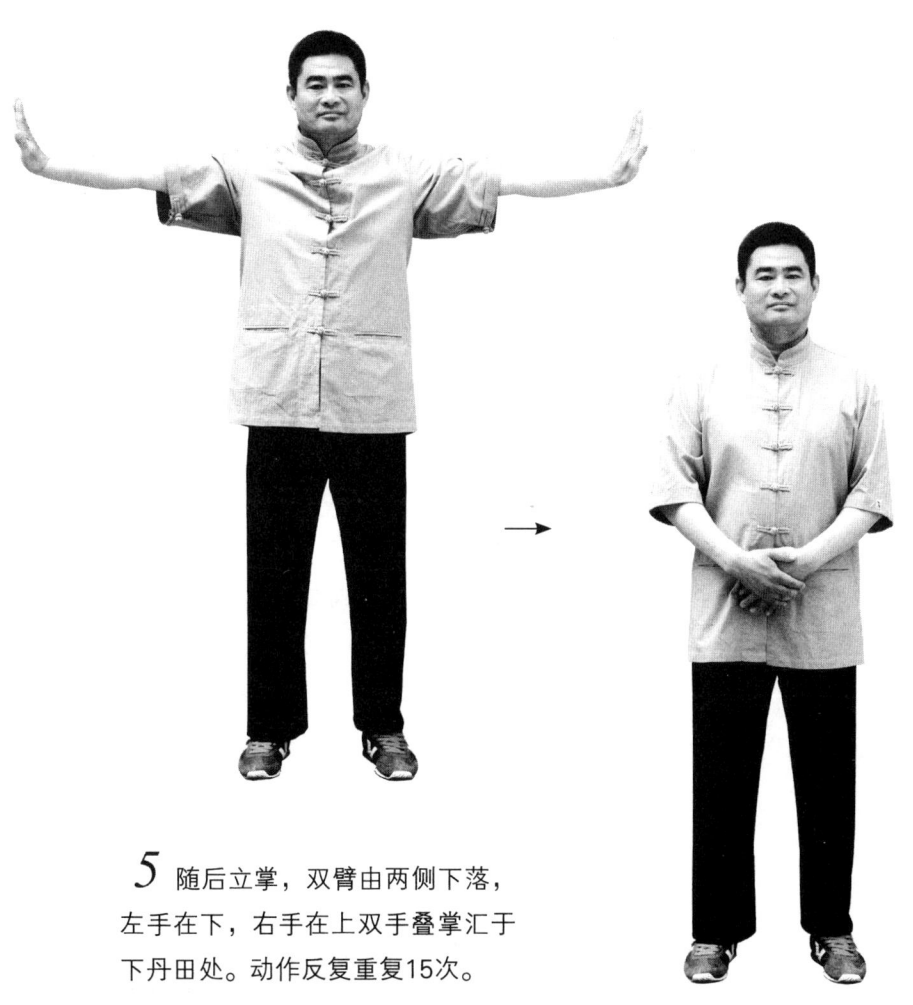

5 随后立掌,双臂由两侧下落,左手在下,右手在上双手叠掌汇于下丹田处。动作反复重复15次。

动作出处及依据:《八段锦》

疗效作用:

强心通脉引导动作能够提升心肺功能,增强心脏动力,促进心脏供血功能的循环,对调节心律失常、治疗心绞痛及头晕、气短等有一定的辅助作用。

动作名称　**按揉内关穴**

动作详解

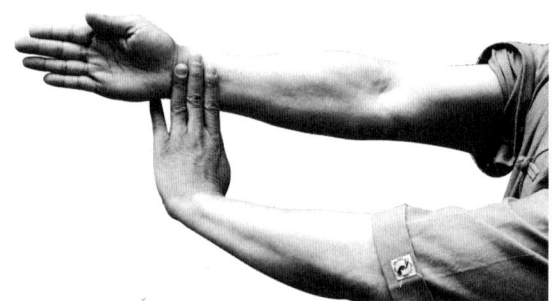

1 站立或端坐于椅子上，将左手按于右臂内关穴（前臂内侧，腕横纹上2寸，即三指宽度，两筋之间）。

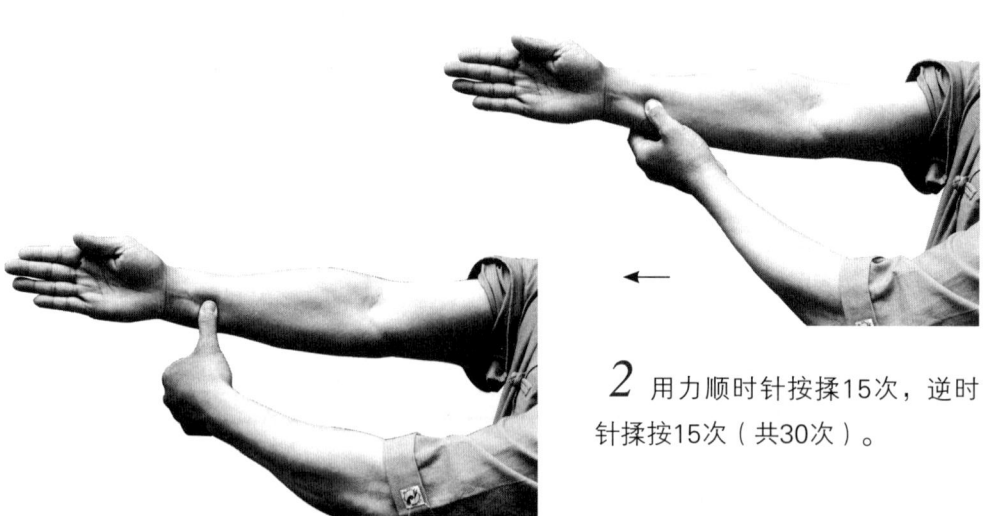

2 用力顺时针按揉15次，逆时针揉按15次（共30次）。

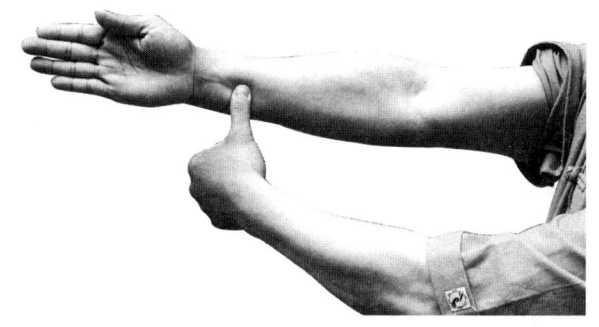

3 换用右手按揉左臂内关穴,重复前述动作30次。

动作出处及依据:《黄帝内经》

疗效作用:

按揉内关穴能够起到镇静平息,令胸口舒缓的作用,还能理气、养心安神,镇静止痛。对心痛、心悸、失眠、热病、眩晕及中风的治疗有一定的辅助作用。

第四节　保护心脏从日常做起

人们自身日常的不良嗜好：吸烟、饮酒、作息及饮食习惯的不规律等，会直接影响心脏器官的正常良性运转。心脏器官的日常保健，要从有针对性地营养补充及改变日常不良习惯等方面着手，通过调理，使之发挥出最佳的生理功效。

❖ 保护心脏，我们要做些什么？

1. 控制体重，减少冠心病、糖尿病、高血压病患病率

经研究表明：成年人的正常体重每增加10%，其体内胆固醇含量平均增加18.5，易患冠心病的几率增加38%；而成年人的体重每增加20%，易患冠心病的几率增加86%。患有糖尿病的高血压病人比没有患糖尿病的高血压病人易患冠心病的患病率增加1倍。

因此，在日常生活中要注意保持身体体重在正常的范围内，从而减少心脏类疾病的患病率，不仅为自己，也为关爱我们的家人。

2. 戒烟，减少心脏耗氧量

吸烟对人体的危害，不单单是侵蚀肺部，对心脏亦有很严重的影响。烟草中含有的烟碱可促使我们心跳加快、血压升高（研究表明：过量吸烟亦可使血压下降）、心脏耗氧量增加、血液流动异常等。

经研究表明：由吸烟引起身体出现的上述症状，可使30～40岁的吸烟者（常年）引发冠心病的几率高于不吸烟者的3倍。且常年吸烟还容易导致心绞痛和猝死。因此，应减少吸烟、戒掉吸烟，使我们的心脏及身体更加健康。

3. 限酒，促进心肌的收缩能力

酒的主要化学成分是乙醇，适量饮用能够促进血液循环、通经活络。但是过量饮用就会对身体造成严重危害。过量摄入乙醇能降低心肌的收缩能力，影响血液在人体内的循环，同时对于患有心脏类疾病的人来说，过量饮酒除会增加心脏的负担，还会导致心律失常，并影响脂肪代谢，促使动脉硬化的形成。

因此，对于长期饮酒或是患有心脏疾病或是身体处于亚健康状态的人，应尽可能地减少或是戒除酒精摄入，通过运动及合理的膳食结构使自身养成规律的生活习惯，保养好我们的心脏。

4. 少去人群密集场所，避免病毒交叉感染

人群拥挤的地方，病毒容易通过空气传播造成交叉感染，特

别是感冒流行的季节。冠心病、病毒性心肌炎等疾病都与病毒感染有关。因此，应尽可能避免到人群拥挤的地方，同时做好自我防护，减少交叉感染。

5. 饮食做到"三低"

合理的饮食时间及膳食结构，对人体营养摄入及维护机体机能有着至关重要的作用。从心脏疾病的防治角度，原则上应养成"三低"（即：低热量、低脂肪、低胆固醇）的合理饮食习惯。

6. 适量运动，有利提高心脏机能

运动，有利于增强心脏功能，促进人体的正常生理代谢。同时对促进脂肪代谢，防止动脉粥样硬化也有着重要作用。

对于患有心脏疾病的患者，应避免过于剧烈的运动，而选择适量的体力活动。适量的体力活动有助于体内的血液循环、防止血栓形成、增强自身抵抗力，提高全身各脏腑器官机能。

7. 规律生活，充分放松身心

在日常生活中，我们要保持自身的心情愉悦，避免情绪大幅起伏和身体过度疲劳。合理规律的作息时间，让我们身心得到充分的放松，让我们体内的脏腑器官有规律地协调运作，充分发挥其生理功能，从而使我们的身心更加健康。

❖ 保护心脏，我们要吃些什么？

血液中的胆固醇过高是引发心脏病的诱因。我们可以通过规律合理的饮食，维持体内胆固醇的正常水平，保护我们的心脏。

杏仁

杏仁分为甜杏仁及苦杏仁两种。我国南方产的杏仁属于甜杏仁，味道微甜多用于食用；我国北方所产的杏仁则属于苦杏仁，味略带苦味，多作药用。

杏仁富含脂肪、蛋白质、糖类、胡萝卜素、维生素C以及钙、磷、铁等营养成分。杏仁中富含的多种营养物质能够有效降低心脏病的发病几率。其富含丰富的脂肪油，有降低胆固醇的作用，对于胆固醇水平正常或是偏高的人，可食用杏仁来取代膳食中的营养密度高的食品。

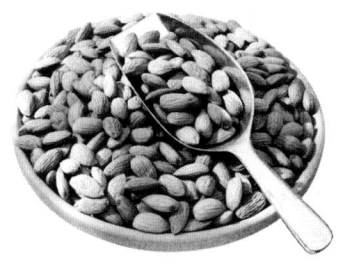

但杏仁不可过多食用，特别是苦杏仁，如作药用还需遵照医师指导。

薏仁

薏仁富含淀粉、蛋白质、多种维生素及人体所需的多种氨基酸。有抑制呼吸中枢,使末梢血管特别是肺血管扩张的作用。高纤的薏仁,不仅可以美白,而且其降胆固醇效果不输燕麦。属于水溶性纤维的薏仁,可以加速肝脏排出胆固醇。

黑芝麻

黑芝麻富含脂肪和蛋白质,还含有糖类、维生素A、维生素E、卵磷脂、钙、铁、铬及珍贵的芝麻素等营养成分,可做药食两用。食用富含强力抗氧化成分的黑芝麻,可减缓衰老、乌黑发质,同时能使血管更有弹性,防止血管硬化。

黄豆

黄豆含多种人体必需氨基酸,且多为不饱和脂肪酸,可促进体内脂肪及胆固醇代谢。黄豆含有的抗氧化物质、蛋白质和单糖是良好的蛋白质来源,多食用可有效降低人体内的胆固醇含量。

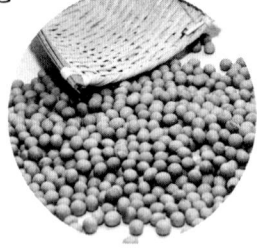

除以上列举的食物外，常见的人参、当归等补品对心脏的保养也有一定的功效，但并非人人适用，需经专业医师根据个体体质辨证后服用，且建议由少量开始。

第二章 「肝」之防御

肝脏是人体主要的代谢功能器官，主要起到排毒素、储存糖原（肝糖）、分泌性蛋白质合成等作用，同时肝脏也能制造消化系统中的胆汁。

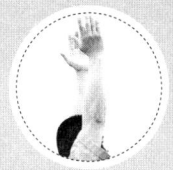

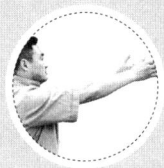

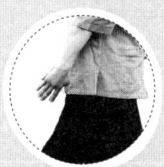

手机扫描二维码
观看微动作视频演示

第一节　肝脏——"三军之统帅"

肝脏是人体主要的代谢功能器官，主要起到排毒素、储存糖原（肝糖）、分泌性蛋白质合成等作用，同时肝脏也能制造消化系统中的胆汁。

❖ **肝脏在人体内的位置和形态结构**

肝在人体内的位置常伴随着人体的呼吸而改变，通常在平静呼吸时自然升降，在站立及吸气时稍下降，而仰卧和吸气时则稍升（如图2，肝脏结构简图）。

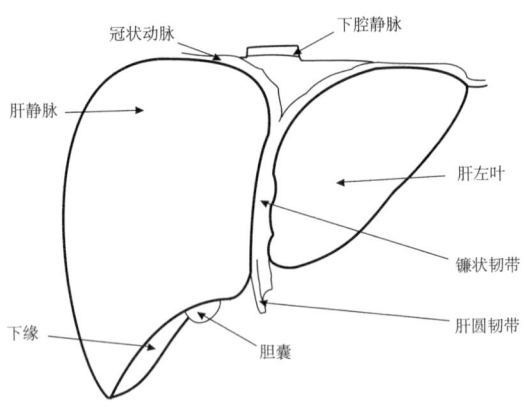

图2：肝脏结构简图

肝脏在人体内位于右上腹，隐藏于右侧膈下和肋骨深面。大部分肝为肋骨所覆盖，仅在腹上区、右肋骨弓间露出并直接接触腹前壁，肝上面则与膈及腹前壁相接。

人体内健康正常的肝呈红褐色，质地柔软。一般成年人的肝脏重量相当于自身体重的2%。据统计，我国正常成年人肝的重量：女性为1029～1379克，男性为 1157～1447克，其最重可达2000克左右。

❖ 肝脏就是一个"毒素净化器"

肝脏就像一个毒素净化器，它通过体内新陈代谢将来自人体内、外的部分非营养物质（如药物残留、毒素）及人体内的某些代谢产物彻底分解或以原态排出体外。肝脏所具有的这种作用被称为"解毒功能"。

人体内的某些有毒物质经过肝脏的生物转化后，可将其转化为无毒或是毒性较小的易于排泄的物质，但某些物质在经过转化后其毒性增强或溶解度降低。肝脏的生物转化方式很多，一般的水溶性物质，通常以原形态通过尿液和胆汁排出；而脂溶性物质则容易在体内聚集，必须通过肝脏一系列的酶的系统作用将其灭活或是转化为水溶性物质排出。针对脂溶性物质在人体内的聚集，如不能有效地灭活或转化排出，将会影响人体细胞的正常代谢，从而引发一系列的病症。

❖ 肝脏的排毒与微循环

肝脏是随着人体内血液的不断流动来进行解毒的，而不是有针对性地停滞解毒。肝脏相当于一个毒素净化器，血液流经肝脏时，其中含有的毒素经肝脏净化后继续流向血液循环系统，同时身体内的其他器官在正常运转中还会继续产生代谢产物，所以血液在循环过程中一直都会存在一些毒素，永远都排解不完。我们只有保持体内肝脏及其他脏腑器官正常运转，减轻身体及肝脏的净化负担，如熬夜、酗酒、感染等，才会使我们的体内保持相对的"洁净"，否则不仅会使肝脏解毒功能受损，也会加快其他脏器细胞的老化，增加体内毒素在血液中的含量。

人体内的脏腑器官与人的体态容颜一样，随着年龄不断增长也在不断发生变化，尤其以肝脏器官的变化最为明显。有研究表明，随着年龄增长，人体内肝血流量会逐步减少，女性过了20岁、男性过了25岁后，肝脏循环血流量每年平均下降0.3%~1.5%（根据个体情况不同）。血流量的减少会使肝内血液循环功能下降，从而导致肝脏对营养的吸收、代谢和清除毒素的能力相应减退。人在60岁过后，其体内肝细胞数量会逐年地锐减，肝脏会趋向硬变，同时重量会明显地下降。

❖ 丑时，肝脏的排毒时间

我们习惯的认知认为，新的一天是从零点开始，但从传统中医学角度来讲23点才是新一天的起始时间。因为23点胆经开，人在该时间点如不休息睡觉，则会大伤胆气，传统中医学讲："肝胆表里，互为一家"，而人体内的11个脏腑器官皆取决于胆，胆气虚则会影响体内其他脏腑器官生物功能的下降，从而导致人体内新陈代谢及免疫力的下降，身体机能自然而然地也会大打折扣。

到了子时（23：00～凌晨1：00），人体内的胆要更换胆汁，此时人如果不卧床休息，将会影响体内胆汁的更替。长此以往，人体内胆汁积累过浓将会形成结晶，久而久之即形成我们常说的胆结石。

到了深夜丑时(1:00～3:00)，为人体肝脏排除毒素的活动旺盛期，应让身体进入睡眠状态，让我们的肝脏得以完成代谢废物的过程。因为肝脏排毒需要在人熟睡中进行，所以在该时段人要熟睡。如此时段熬夜，则体内肝脏无法有效解除掉血液中的有毒之物、产生新鲜血液，不仅会增加肝脏负担，久而久之肝脏必受损伤。面呈青色是肝脏受损的外在表现，因此平时一定要养成规律的作息时间并且保证充足的睡眠。

❖ 肝脏的再生功能及脂肪肝引起的肝硬化

人体内的肝细胞具有进行有丝分裂的特性，其特性使人体肝脏具有自我修复再生的功能。

当人体内失去大约25%的肝脏时，其余的肝脏在经过一定的周期可再生成为一个完整的全肝。因此可以说肝脏是人体内极少数具有自我修复失去组织的器官。

肝脏具有将脂肪与磷酸及胆碱结合，从而转变成磷脂转运到体内其他部位的功能，因此正常的肝脏脂肪含量很低。但当肝脏功能减弱时，其将脂肪转变为磷脂的能力也随之下降减弱，脂肪不能转变转运出去而在肝脏内积聚，最终将形成"脂肪肝"。随着脂肪肝的日益严重（脂肪积累到一定程度），更有可能转化为肝硬化，并产生一系列症状。

因此，为我们自身的肝脏健康，有效预防肝脏病症的发病几率，平时应多加强体育锻炼、养成规律的作息时间及合理的膳食结构并时刻注意个人的起居卫生，让我们的肝脏充满活力。

第二节 肝脏疾病——"无形之杀手"

肝脏疾病不同于其他病症，患病者并无特别显著的症状体现。往往初始时期，患病者会出现发烧、伤风感冒、作呕、没有食欲、腹胀等病症，而一般情况下大家亦不会对这些现象引起过多重视，大多数情况下我们会通过"自我诊断"服用些常用的药物，用以治疗。殊不知，因为这种对表象症状的不重视及自我诊治地草率，常常直接导致了实际病症地恶化，甚至于威胁到了我们的生命，待病情恶化到一定程度就医诊治时，已错过了最佳诊治时机。

❖ 肝病的基本症状：注意力不集中时，小心肝病缠身

虽然肝病并没有特别的症状表现，但是在日常生活中只要对自己的身体变化多加注意，及时发现身体的不适、及时到医院进行检查就医诊治，它也并不会造成致命的危险。以下列举一些身体容易出现的症状，如果发现自身在一个阶段内持续有下列症状，就可能是你的肝脏功能受损，应及时到医院进行检查，确认病症及时治疗。

1. 感觉全身倦怠，并且这种感觉日趋严重；
2. 全身发黄，特别是巩膜发黄；

3．皮肤逐渐呈黄疸色或感觉皮肤瘙痒；

4．自身脸色晦暗没有光泽；

5．深感食欲下降，并伴随有恶心感（妊娠期女性应具体分析）；

6．身体持续性微热或发恶寒；

7．自身的注意力不容易集中；

8．酒量突然减少；

9．尿液变为啤酒色。

❖ 常见的8类肝脏疾病

肝脏疾病在临床上的表现多种多样，其主要有肝大、腹水、黄疸、胆汁淤积、门静脉高压、肝性脑病和肝衰竭。常见的肝脏疾病有A型或B型肝炎、中毒性肝炎、肝硬化、酒精肝或肝癌等。对于自身的肝脏器官是否出现问题，医院常规的检验系通过抽血检验，但对于自身出现某些有可能导致肝脏受损的症状时，单以抽血检验并不能确定病症，必要时还需进行腹部超声波检查。以下列举了一些常见的肝脏疾病，以供大家了解其形成诱因。

1．因体内新陈代谢障碍引起的肝脏疾病，常见为脂肪肝。

2．因过度饮酒引发的肝脏疾病。乙醇的过度摄入，可引起肝细胞的损伤，进而引发肝脏病变，严重的可发展为脂肪肝、肝硬化。

3．由包括细菌、病毒等感染引起的肝脏疾病。常见为：病毒性肝炎、肝结核等。

4．肝脏硬化。由一种或多种病因长期或反复作用形成的一种弥漫性肝损伤，也是临床常见的一种慢性肝病。例如：肝炎后肝硬化、酒精性肝硬化、血吸虫性肝硬化、瘀血性肝硬化等。

5．由药物及其他原因引起的中毒性肝病。

6．由自身免疫问题引起的肝病。例如：由红斑狼疮引起的肝炎。

7．遗传或先天性肝病。

8 肝脏占位性疾病。它是指由不正常的或非肝脏组织在正常的肝脏组织内占据了一定位置，并在其中生长或扩大，从而引起肝脏的损伤。例如：肝囊肿、肝血管瘤、肝内胆管结石等。

肝脏疾病虽无明显的症状特征，但肝病并不可怕，有道是："上医治未病"。重视日常生活中的预防，远胜于病发后的治疗，改变不良的生活习惯和戒掉不良的嗜好（过度饮酒、吸烟、胡乱吃药等），定期做身体检查，通过运动加强身体锻炼并结合规律、合理的作息及膳食调整，方能确保自身肝脏的健康。

第三节　微动作的锻炼

动作名称　**推揉肝经**

动作详解

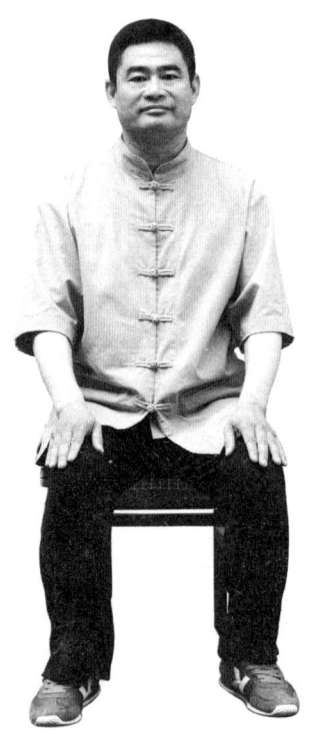

1 端坐于椅子三分之一处，松肩垂肘双腿微张，双手自然放于两膝之上。

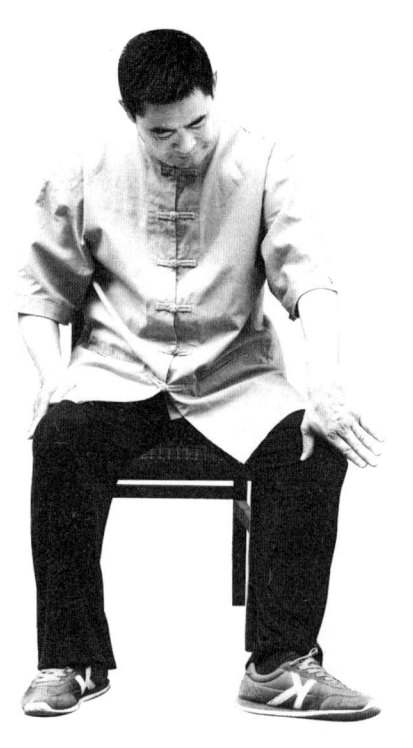

2 俯身用左手拇指按于左膝内侧曲泉穴（膝盖内侧横纹端上方的凹陷处），同时左手手掌顺势沿小腿内侧膝关穴下推至脚踝处。后左、右手交替动作推揉（或是左右手同时揉推），每次推揉各15~30次。

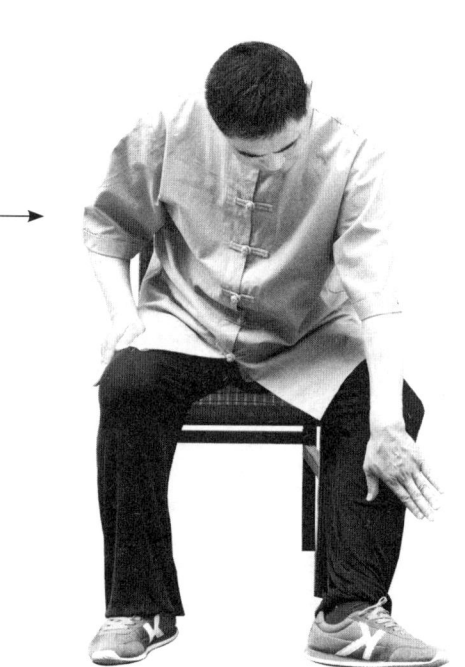

动作出处及依据：《黄帝内经》

疗效作用：

推揉肝经的动作可除肝脏内热、疏通淤阻、通经活络，让肝经气血畅通，对预防头晕目眩、眼睛干涩、两肋隐痛、口燥咽干、腰骶疼痛等具有显著功效。

动作名称 **推举拓展式**

动作详解

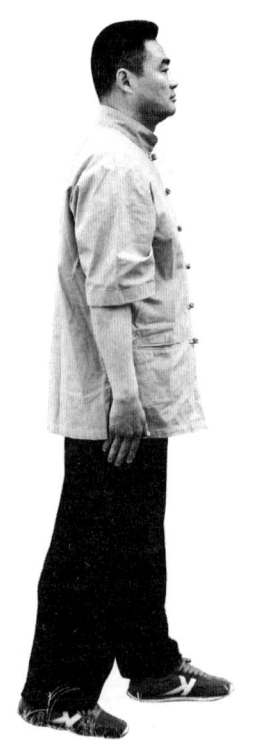

1 取站姿，左腿向前迈出一步（一个脚掌距离）。

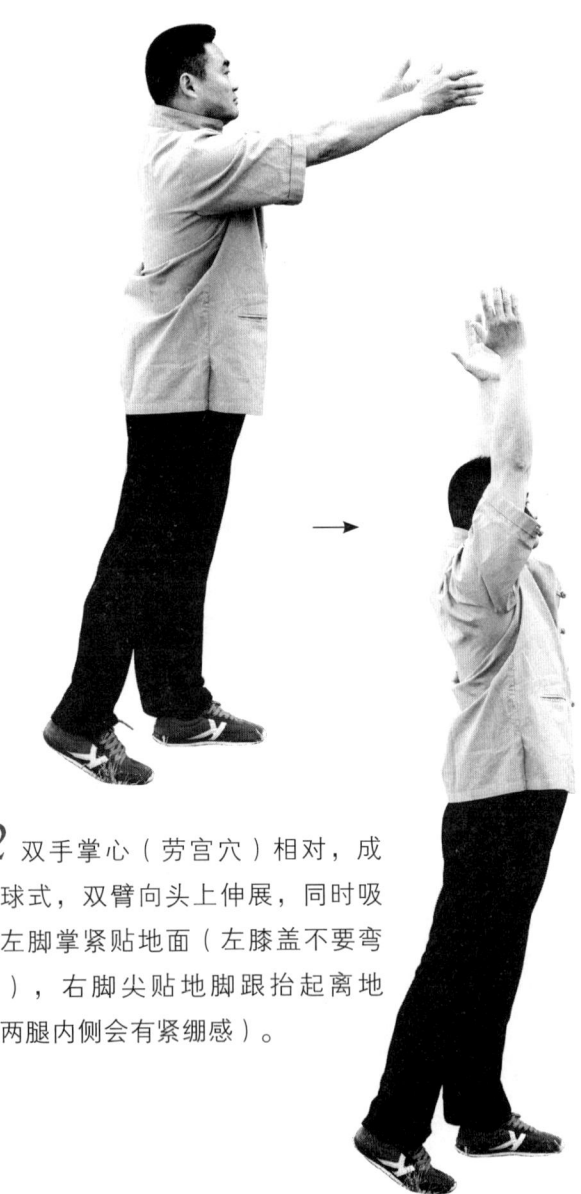

2 双手掌心（劳宫穴）相对，成抱球式，双臂向头上伸展，同时吸气左脚掌紧贴地面（左膝盖不要弯曲），右脚尖贴地脚跟抬起离地（两腿内侧会有紧绷感）。

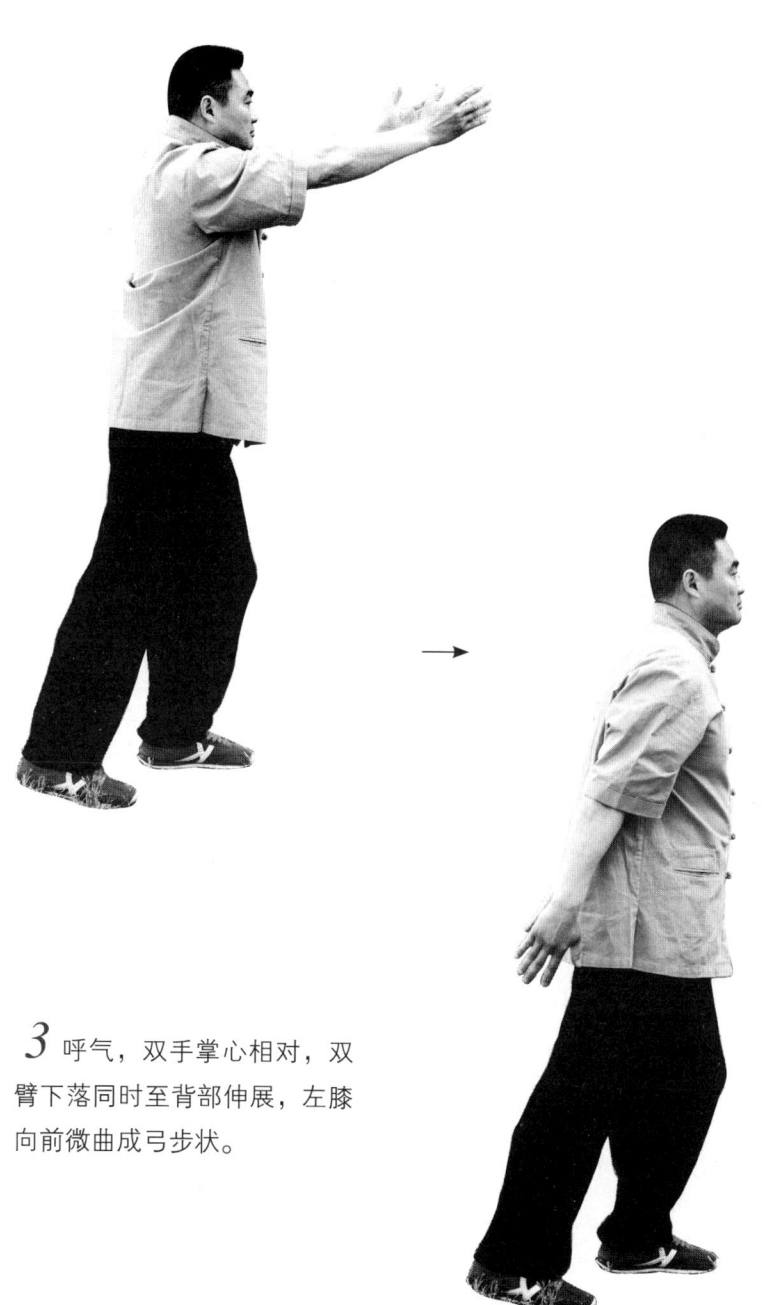

3 呼气,双手掌心相对,双臂下落同时至背部伸展,左膝向前微曲成弓步状。

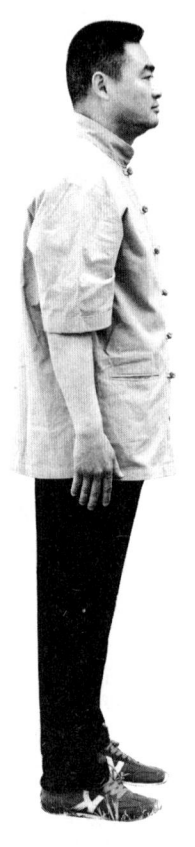

4 吸气,收回弓步,左腿回到站姿,同时双手由背部收回至大腿两侧。反方向继续练习,反复30次。

动作出处及依据:《八段锦》

疗效作用:

推举拓展式动作有利于梳理肝经,通过动作的开合可增强对肝胆的温和"按摩",起到缓解全身倦乏、预防黄疸及月经失调等症状。

第四节　如何使肝脏更健康

❖ 三个方面，保护我们的肝脏功能

肝病患者保护肝脏，主要从三个方面进行：减轻肝脏负担、增加肝脏营养和改善肝脏供血。

1. 两大方法减轻肝脏负担

肝脏是人体内最重要的解毒器官，同时也是最大的消化器官。对于肝病患者来说如何减轻肝脏负担呢？首先，在饮食方面要以清淡、少油腻为主，忌食辛辣、高蛋白高脂肪的食物；其次，要多食用蔬菜和水果等多纤维素的食物，保障胃肠道的畅通，这样有利于肝脏将其分解后的有毒物质及残渣排出体外。

2. 三种物质增加肝脏营养

增加肝脏营养的物质主要有三种：葡萄糖、氨基酸及肌酐。

对于患有肝炎的人一般采用葡萄糖静滴的方式治疗，补充肝脏所需营养。但对于血糖过高或是糖尿病病人，则不适用于通过葡萄糖或是饮用白糖水的方式为肝脏补充所需的营养。因为糖的负荷量过多会增加胰岛细胞负担，患有肝脏炎症后，肝脏的消化重担就会转移至胰腺（胰腺也是人体内重要的消化器官）。胰腺过多承载糖的负担会引发肝源性糖尿病；对肝脏具有营养作用的氨基酸主要为支链氨基酸，如肝安、14氨基酸等，而芳香氨基酸则对肝脏具有严重的损害作用；肌苷是一种核酸类物质，对细胞损失起到修复的作用，并可用于治疗急、慢性肝炎、肝硬化及肝性脑病。

对于患有肝病症状的病人一定要及时就医诊治，并遵照医嘱进行治疗，切不可"自我诊治"。

3. 合理作息保障肝脏供血

人体在进行日常活动时，肝脏血流量会减少，而在休息睡觉时，肝脏的供血量则较丰富。因此，保持肝脏有充足的供血量用以供应人体日常活动，就一定要保证充足的睡眠并合理安排作息时间，这样才能够使我们的肝脏健康运转。

❖ 6个日常习惯，保证肝脏健康

如何预防肝脏器官的发病及提高其生理功能，是日常生活中大家最为关心的问题，那么让我们先从养成以下6种良好的习惯开始。

1. 饮食卫生有效帮助我们减轻肝脏解毒负担

平时要做到不喝生水、不生食海鲜及生肉。生水中含有一些病菌，需经高温再次灭杀，否则直接饮用会对人体健康造成伤害，而对于蚝、蛤及贝类等海鲜，其易受到A型肝炎病毒感染，生食极易引发传染。生肉中易含有寄生虫及细菌，未经加工成熟尽量不要食用，容易增加肝脏解毒负担及造成对肝脏的严重损伤。

2. 维持正常体重降低脂肪肝发病率

人体脂肪是体重增加的重要来源，人体内脂肪过度的增长会加大脂肪肝的发病几率，同时增加肝脏功能运转的负担。

而人体内脂肪的减少，亦会使肝脏的脂肪量减少，会促使肝病患者升高的肝功能指数有明显的下降。但是脂肪的减除一定要通过合理的方式，例如运动、科学膳食，否则即便体内的脂肪量下降了，但身体内部脏腑器官却受到了严重损伤。

3. 均衡营养促进肝功能正常运转

肝脏是人体内最大的消化器官，其负责将人体进食的食物分解、转化为身体所需的能量，因此均衡的饮食是人体所需能量的重要保证，同时会促使肝脏功能的正常运转。

合理的膳食能源组合55%～65%来自碳水化合物——米饭、面食；11%～15%来自蛋白质——肉类、豆类；20%～30%来自脂肪。

很多人为求快速减肥，三餐饮食不均衡，只摄入些水果或是低糖饮食（高蛋白、低碳水化合物），这对肝脏功能正常发挥造成很大的负担，不利于肝脏器官的健康。

因此，要科学的、有计划的减肥，同时一定要注意饮食营养的均衡，这样在脂肪减除的同时才能保证身体脏腑器官的健康。

4. 遵从医嘱服用药物降低肝脏损害

"是药三分毒"，摄入体内的药物残留必须经过肝脏的分解、转化。如同时服用多种药物易产生药物的交互作用，影响肝脏代谢药物的能力。特别是肝病患者，在就医诊治时一定要向医生明确告知当下正在服用的药物种类，以便医师处方时参考。

5. 充足睡眠保证肝血充足

每天23：00胆经开启，肝脏器官逐渐进入工作状态，特别是1：00~3：00时段，该时段是滋养肝血的最佳时间，如此时还未入睡则会影响肝脏功能的运转，导致肝血不足，长此以往对肝脏具有严重的损伤。

因此，如因工作或是其他原因导致熬夜或是阶段性的熬夜，一定要通过饮食摄取足够充足的营养，保护好自身的肝脏。一个成年人每天要保证具有8小时的充足睡眠，这是对身体健康最大的保障。

6. 戒除烟酒

吸烟不仅损伤肺功能，同时也与罹患肝癌息息相关。戒除吸烟，减少二手烟对他人的危害，是对自己和他人负责。

饮酒易提升脂肪肝的发病率，长时间过度饮酒，易增加罹患酒精性肝病的机会，同时对自身肝脏器官的解毒功能具有巨大的损伤。

❖ 4类食物吃得巧，肝脏就会好

对于患有肝脏疾病的人，通过合理的健康饮食，不仅可以保证每日必需营养的摄入，同时对已遭损伤肝脏的康复具有积极的作用。下面介绍四类食物，以供参考。

米、谷类碳水化合物及油类等食物

这类食物可提供人体生命活动所需的基本能量，补充人体热量。

蔬菜、瓜果、菌菇类及海带等食物

这类食物有助富含维生素和矿物质，有助于人体内的营养均衡。

鱼、肉及豆制品等食物

这类食物可促进人体肌肉组织的生长,被人体吸收后有助于人体血液的循环、更替。

奶制品、鸡蛋等富含蛋白质、脂肪等食物

这类食物营养丰富,易于被人体补充及吸收。

健康合理的饮食在于营养的均衡及人体的易吸收性,对于患有肝脏疾病的病人,一定要保证饮食的合理与均衡,通过食补来恢复我们的肝脏功能。

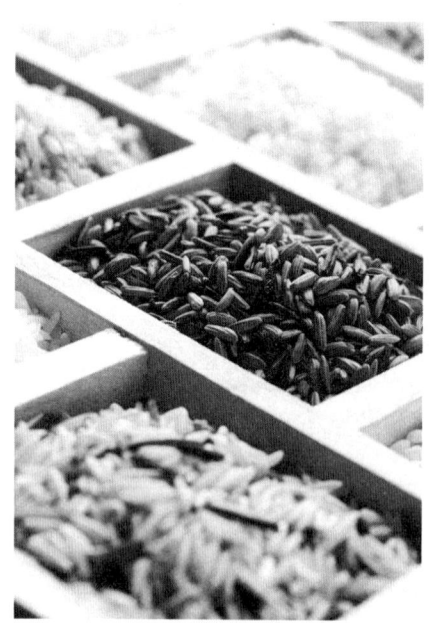
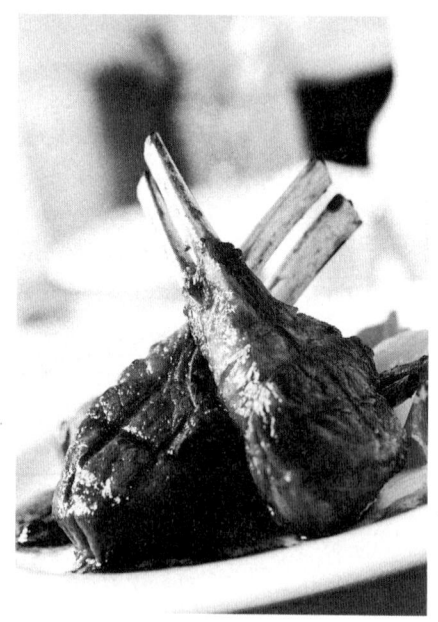

第三章 "脾"为气血生化之源

脾由红髓和白髓构成,是人体最大的周围淋巴样器官,具有造血、滤血、清除衰老血细胞,并制造免疫球蛋白、补体等免疫物质,参与免疫反应等功效。

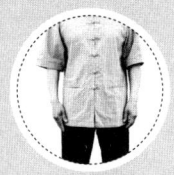
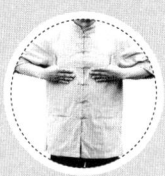
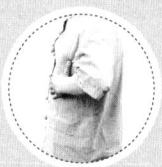

手机扫描二维码
观看微动作视频演示

第一节　脾是人体的血库

脾由红髓和白髓构成，是人体最大的周围淋巴样器官，具有造血、滤血、清除衰老血细胞，并制造免疫球蛋白、补体等免疫物质，参与免疫反应等功效。因脾具有丰富的含血量，在紧急时刻能够为人体内其他器官补充血液，因此被称为"人体血库"。

脾，呈扁椭圆形，暗红色、质软而脆，位于人体腹腔内的左上方，与第9～11肋相对，其长轴与第10肋一致。脾分为内、外两面，前、后两端，上、下两缘，以下图3为脾的脏面图解。

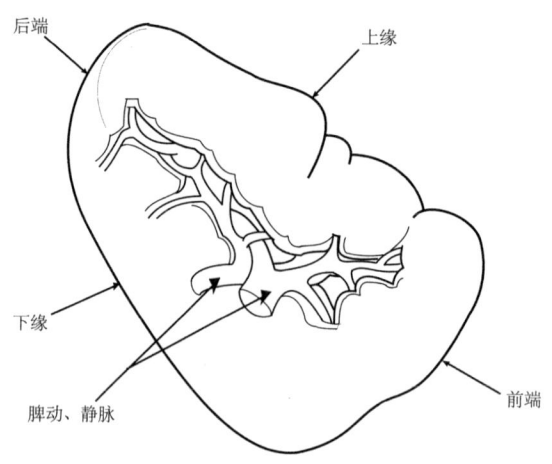

图3：脾的脏面图解

❖ 脾脏功能：脾脏是血库又是过滤器，具有免疫功能

脾脏由腹腔动脉最大的分支——脾动脉供血，是免疫器官之一，有以下三大功能：

1. 人体的"血库"

脾主供血及藏血，当人体处于静止或是休息状态时，它主要贮存血液；当人体处于运动、失血等应激状态时，它会迅速将血液排送到体内血循环当中，用以增加血容量。

2. 人体的"过滤器"

脾脏中的巨噬细胞、淋巴细胞，能将衰老的红细胞、退化的白细胞及血小板吞噬消灭。因此当血液中出现病菌、抗原、异物时，都会通过脾的"过滤"功能将其吞噬消灭。

3. 参与人体免疫反应

脾脏可产生淋巴细胞及单核细胞，还可以制造免疫球蛋白、补体等免疫物质，参与人体免疫反映，发挥其免疫作用。

❖ 中医理论中的脾脏功能

在中医学理论中,脾的主要功能为:主运化、主生血统血、主升清。

1. 什么是运化?

中医学理论中的"运"是指转运和运输,"化"是指消化和吸收。脾主运化就是说脾脏具有将摄入人体内的饮食转化为营养物质,并将营养物质转输至体内各脏腑组织的功能。

食物被摄入人体后,在脾胃、肝胆、大小肠等脏腑器官的共同参与下,经过一系列复杂生理过程将其消化、吸收及运输,而在此过程中脾起到的是主导作用。脾运化功能之强健,习惯被称之"脾气健运"。传统中医学认为,只有脾气健运,机体的吸收和消化功能健全,才能为体内化生血、气、津液等提供足够的养料及动力,使体内各脏腑组织得到充足的营养,从而维持正常的生理活动。反之,脾气虚弱就会出现腹胀、食欲缺乏,以至倦怠、消瘦和气血不足等病理变化。

脾的运化功能,还可分为运化水谷和运化水液两个方面。

(1)运化水谷

在中医学理论中,"水谷"泛指各种饮食物。脾主运化水谷,包括了消化水谷、吸收转输精微并将精微转化为气血的重要生理作用。人体内用以维持五脏六腑正常生理活动所需的水谷精微(泛指人体消化吸收的营养物质),都是依赖于脾脏的运化作用,因此可以称脾为"后天之本,气血生化之源"。

（2）运化水湿

在中医学理论中，"水湿"又称水液，指脾对人体水液（津液）的吸收和转输。运化水湿是脾脏调节人体内水液代谢的关键环节，由脾脏配合人体内肾脏、膀胱等脏腑器官，调节并维持人体内的水液代谢平衡。

脾脏居于人体中焦，是人体气机升降的枢纽。脾在运化水谷的同时运化水液，将人体所需要的水液，通过心肺运送到体内其他各组织器官中，后再将各组织器官利用后的水液转输给肾，通过肾形成尿液送到膀胱，然后再通过膀胱排泄于体外，从而维持体内水液代谢的平衡。

脾的"运化水谷"和"运化水湿"是相互关联、相互影响的，一方功能失常可导致另一方面的功能失常。

2. 什么是"生血统血"？

中医学理论中，"生血"是指脾所具有的生血功能，而"统血"则是指脾具有控制血液在经脉中运行而不溢于脉外的功能。

（1）脾主生血

脾所运化的水谷精微，是人体血液生成的主要物质基础，有此物质基础加之气化作用，最终生成血液。如果脾气健运，化源充足，人体气血旺盛则体内血液充足；反之，生血物质缺乏会导致血液亏虚，易出现头晕眼花，面、唇、舌淡白等血虚症状。

（2）脾主统血

脾通过气摄（控制）血作用，使其控制周身血液正常运行而不致溢于血脉之外。脾为血气生化的根本，气有控制血液正常运行的作用。血随气行。脾气健运，则表明人体内的气血充盈，气旺则固摄血液力强；脾失健运，则阳气虚衰，控制血液正常运行的作用减弱。

3. 什么是"脾主升清"？

升指上升和输布，清指精微物质。脾主升清，是指脾脏将水谷精微等营养物质运化后向上输送于心、肺、头目，然后再通过心、肺的作用化生为气血，用以滋养全身，同时起到维持人体内脏腑位置相对恒定不致下垂。只有脾的升清功能正常，其水谷精微等营养物质才能正常的吸收和上输至心肺，使人体内的气血充盈。反之，则可能出现精神疲倦乏力、眩晕、泄泻等症状。

第二节　常见的脾脏疾病

当脾脏功能失调或受到损伤时，其自体功能容易下降，长久以往会影响到其他脏腑器官的协调运作，增加其他脏腑器官之负担。因此对于脾脏疾病不容小觑。当下常见的脾脏疾病为脾肿大和脾破裂。

❖ **脾大**

诱发脾大的原因很多，多种疾病均可引起，为准确评判病因，可考虑从血液肿瘤到慢性感染的种种疾病入手。

当脾大时，其捕获、贮藏血细胞的能力增强，使循环血液中的红、白细胞及血小板数目减少。被捕获的大量异常细胞填塞于脾脏之中，将严重影响脾脏的正常功能。如不及时有效治疗，则易形成恶性循环：脾脏越增大，它捕获的细胞就越多；脾脏捕获的细胞越多，脾脏就越增大。则当脾脏从血液循环中清除太多血细胞时将会出现贫血（红细胞太少）、经常遭受感染（因为白细胞太少）及出血后血液凝固缓慢（因为血小板太少）的症状。最终，巨大的脾脏在捕获、破坏异常血细胞的同时会对正常的血细胞进行捕获、破坏。

❖ 脾破裂

由于脾脏位于左上腹，质软而脆。如胃区遭受严重的外力打击，则可导致脾脏的破裂。脾破裂多发生于车祸、运动意外、打架引起的腹外伤。脾破裂时，会有大量血液涌入腹腔，如不及时救治，则会引起人体内的大出血，从而对生命造成威胁。

第三节　微锻炼，增强血库动力

动作名称 **单举调理法**

动作详解

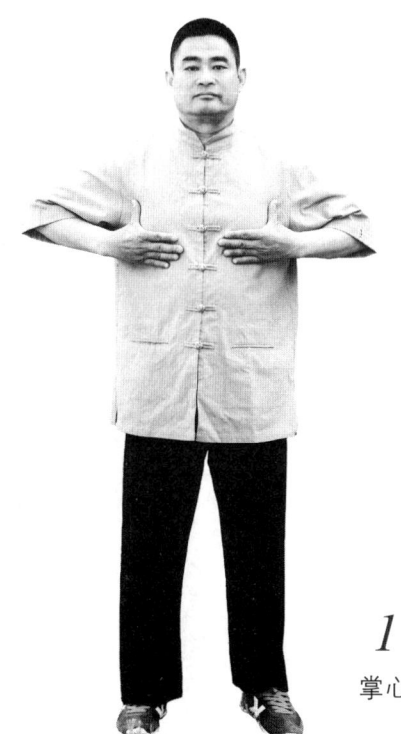

1 自然站立，双手拇指分开掌心向内，放置于腋前线。

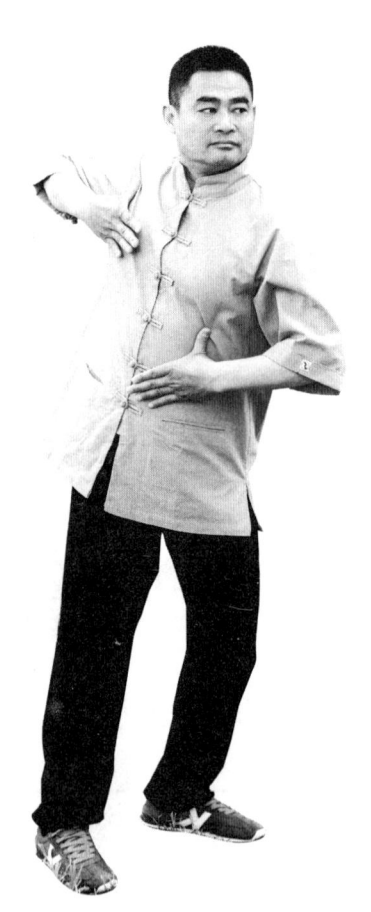

3 左肩向下微倾、右肩向上微抬，以腰带动肩肘腕向左前方扭动，左手掌顺势下推至腰际处，动作翻转。

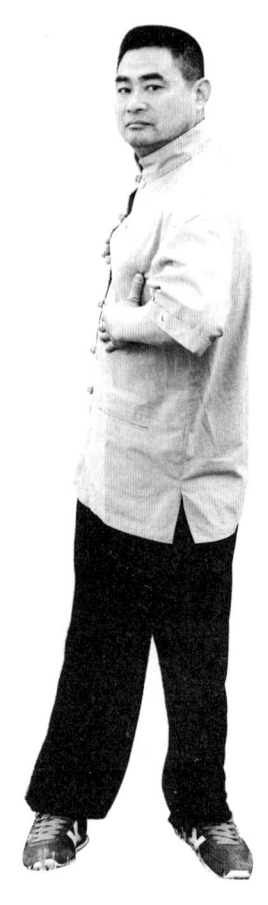

2 双手大拇指顶于腋下，双臂与肩持平。

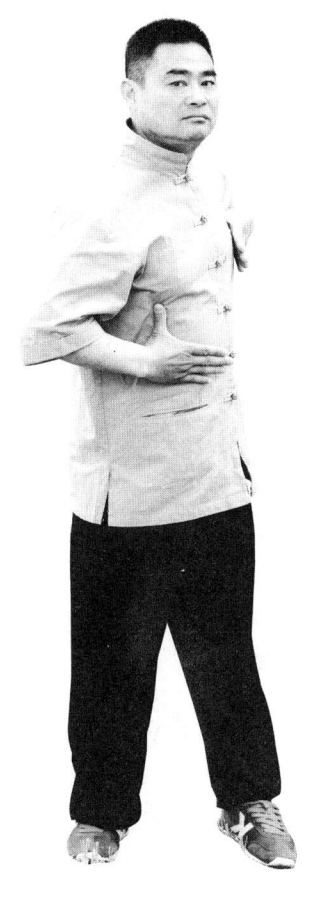

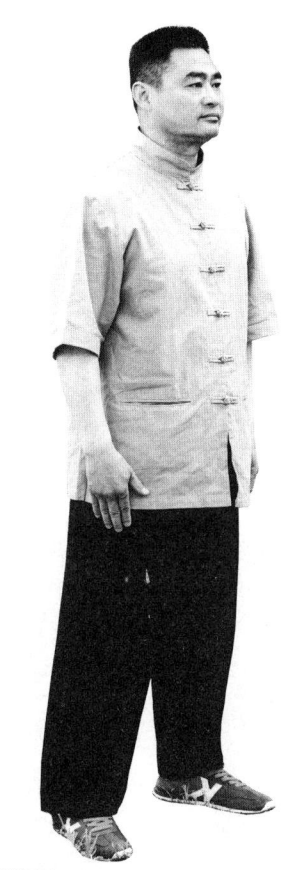

5 动作完成后双手自然下落,放回至双腿两侧。

4 右肩向下微倾、左肩向上微抬,以腰带动肩肘腕向右前方扭动,左右手掌顺势下推至腰际处,同时左手掌由腰际上推回起始腋下。(动作贯穿反复推搓15~30次)

动作出处及依据:《八段锦》

疗效作用:

单举调理法动作对调理脾胃、恢复与增强脾脏运化与生血统血的生理机能具有一定功效,并对治疗食欲缺乏、胃痛、腹胀、腹泻、呕吐、便秘等病症具有辅助作用。

动作名称　**推经健脾法**

动作详解

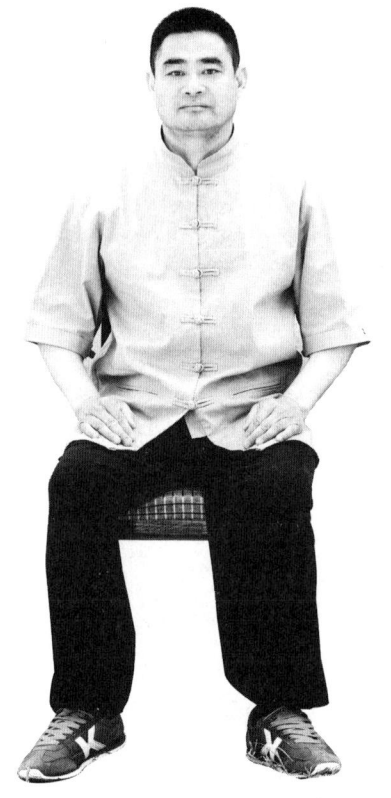

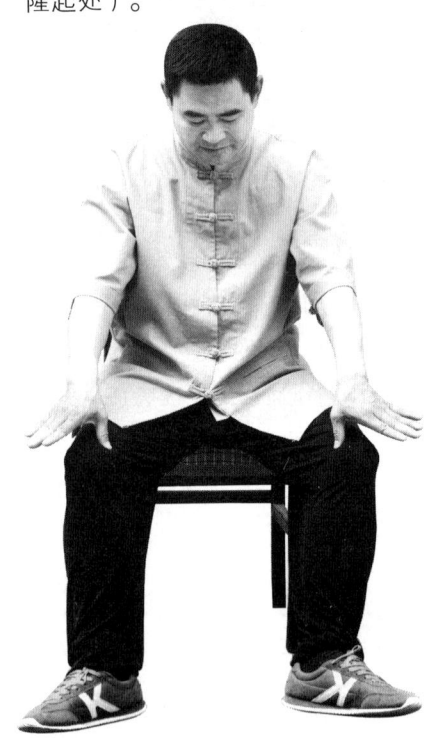

2 手掌微张，拇指指腹压于双腿脾经血海处（在大腿内侧，髌底内侧端上2寸，股四头肌内侧的隆起处）。

1 端坐椅子三分之一处，松肩垂肘松腕双腿微张。

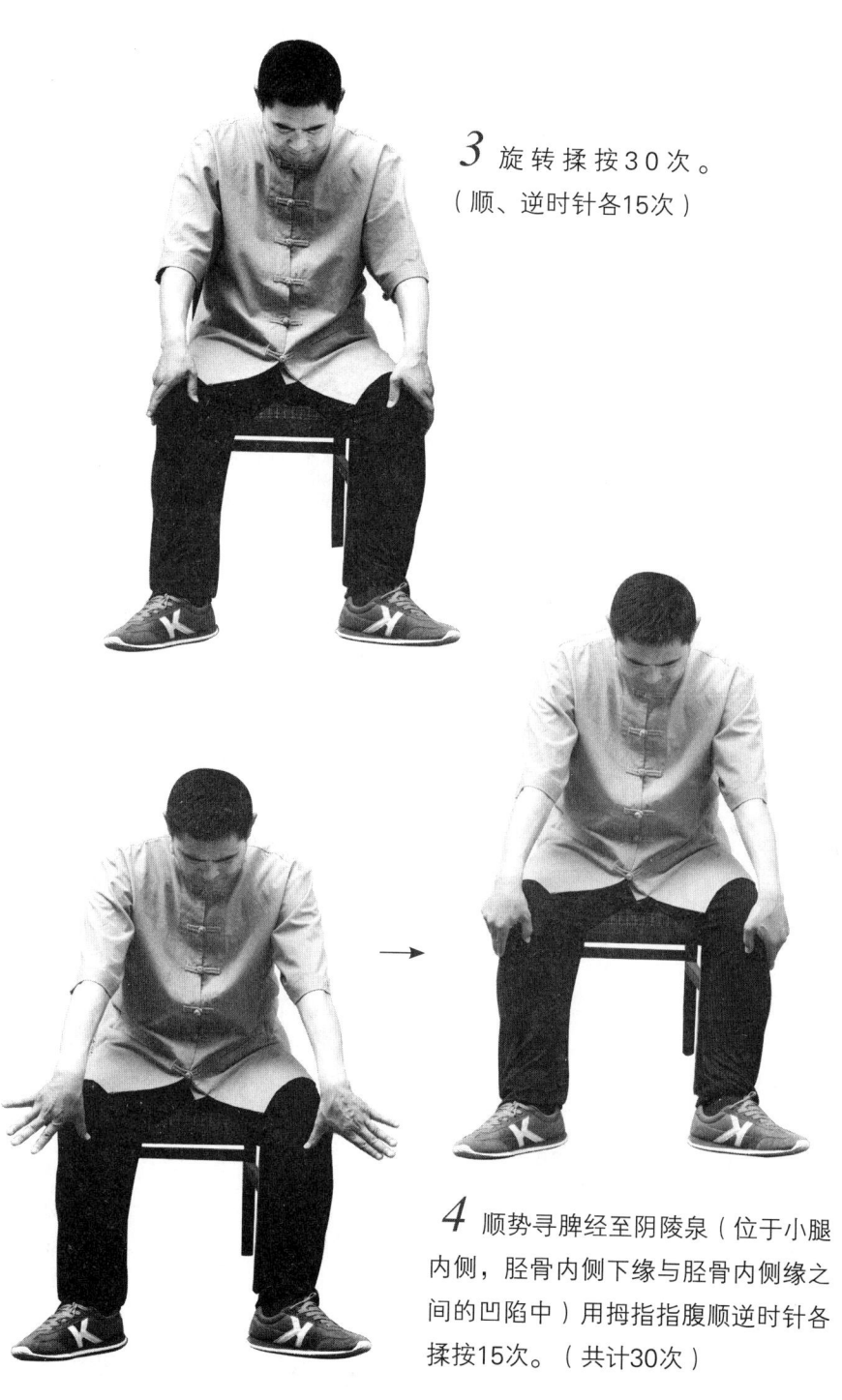

3 旋转揉按30次。

（顺、逆时针各15次）

4 顺势寻脾经至阴陵泉（位于小腿内侧，胫骨内侧下缘与胫骨内侧缘之间的凹陷中）用拇指指腹顺逆时针各揉按15次。（共计30次）

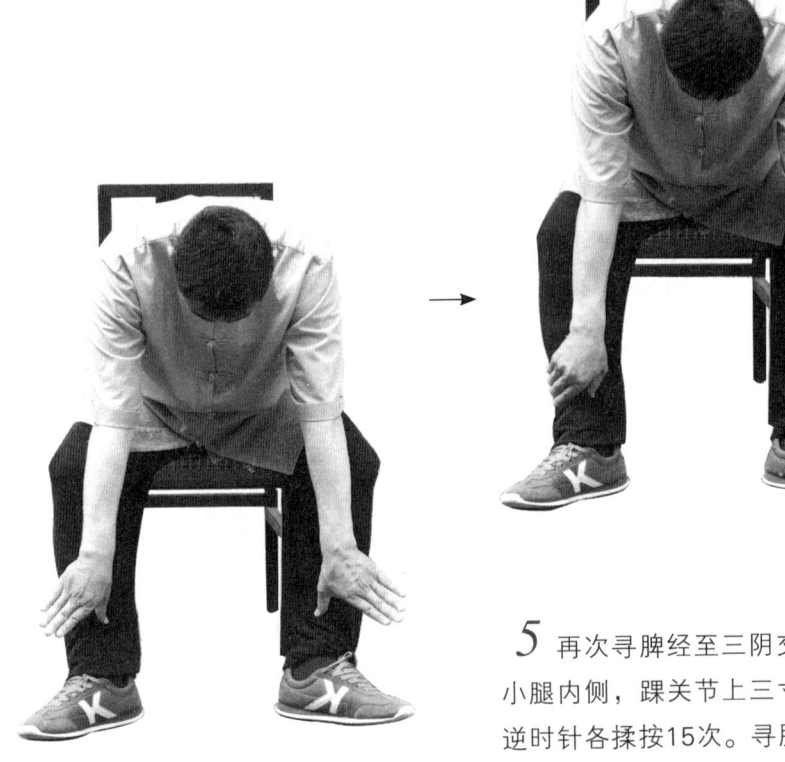

5 再次寻脾经至三阴交（位于小腿内侧，踝关节上三寸），顺逆时针各揉按15次。寻脾经如此反复揉按三处穴，反复三次。

动作出处及依据：《黄帝内经》

疗效作用：

推经健脾法动作对健脾养胃、祛湿化痰、益气养血及预防各种原因引起的脾胃功能失调具有一定功效。对调节胃酸过多，改善便秘腹泻及四肢关节风湿麻痛具有积极预防的效果。

动作名称 **吐纳揉推**

动作详解

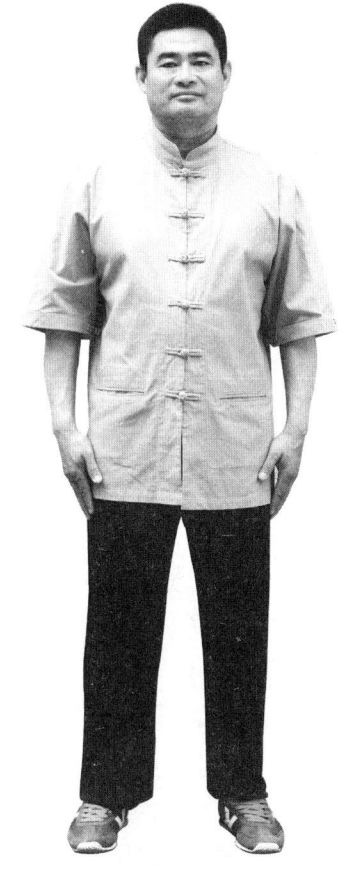

1 两脚平行开立，与肩同宽，双手放于大腿两侧。

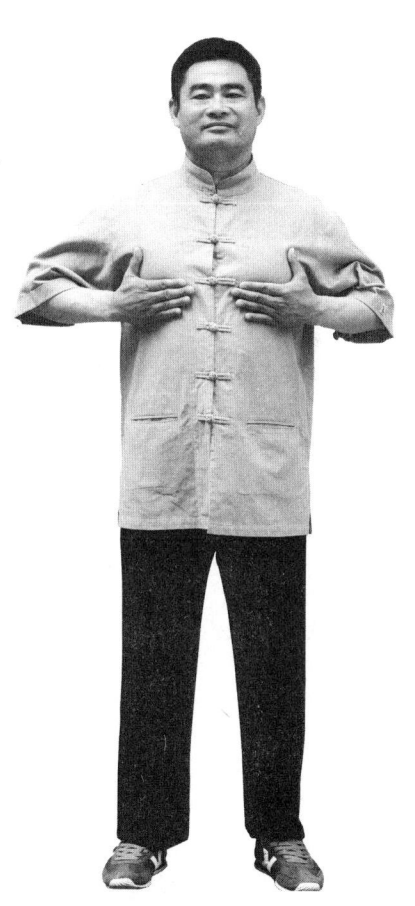

2 双掌拇指分开，相对放在前胸乳下方。

上篇 五脏篇

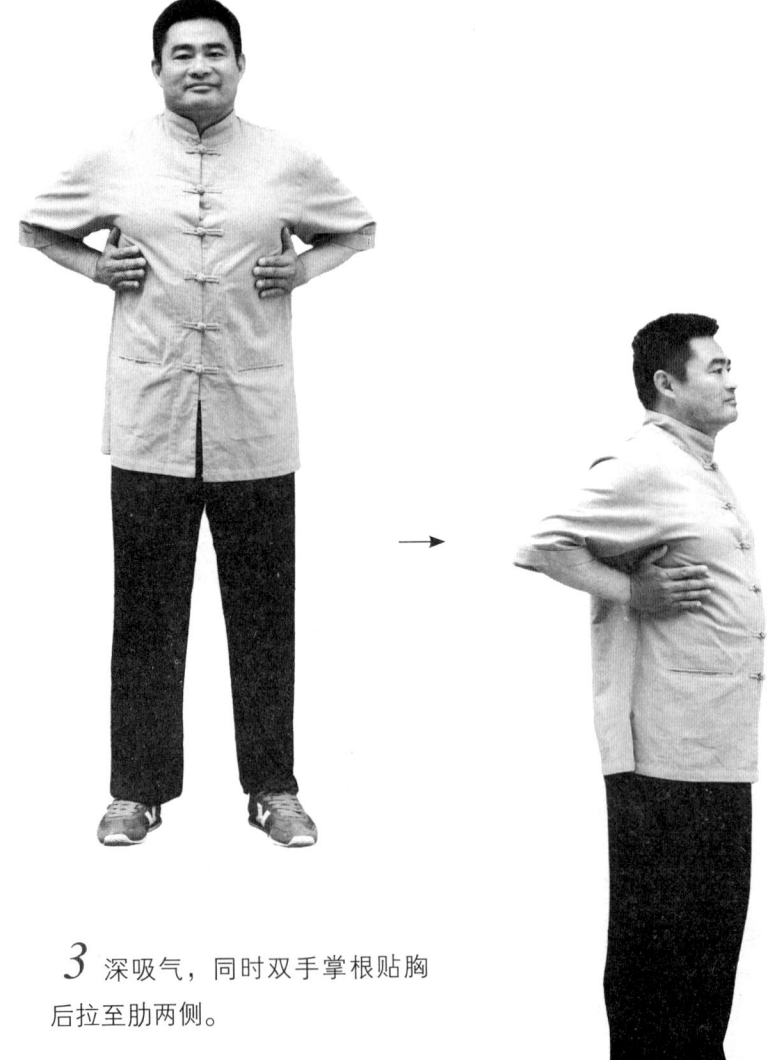

3 深吸气,同时双手掌根贴胸后拉至肋两侧。

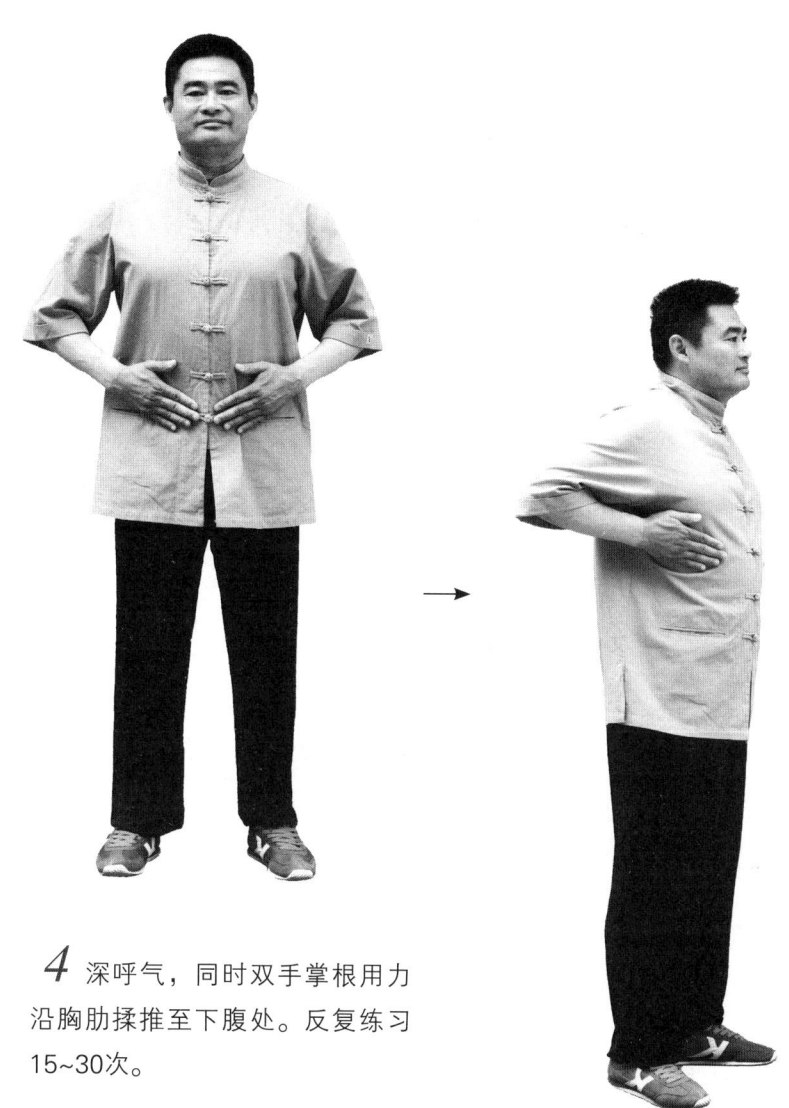

4 深呼气，同时双手掌根用力沿胸肋揉推至下腹处。反复练习15~30次。

动作出处及依据：《黄帝内经》

疗效作用：

吐纳揉推动作能够增强脾脏运化功能，促进气血滋润体内脏腑，对缓解全身疲倦乏力、失眠多梦、健忘、眩晕具一定的预防调节作用。

第四节 调理脾脏怎么吃?

脾统领着血液运行,是人体获得一切营养的基础,是女人美丽、男人强健的根本。下面介绍些利于滋养脾脏的日常食物,以供参考。

❖ 糯米补气益中

糯米是糯稻脱壳的米,在我国北方多称为江米,而在南方则称为糯米。它富含蛋白质、脂肪、糖类、钙、磷、铁、维生素B_1、维生素B_2、烟酸及淀粉等。

糯米性温、味甘,具有补中益气、健脾养胃等功效。

❖ 山药助消化

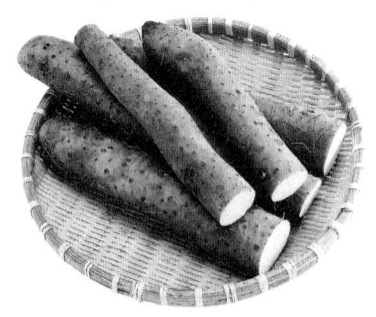

山药富含蛋白质、脂肪、薯蓣皂苷、维生素B、维生素C、维生素E及淀粉等,味甘,具有健脾养胃,助消化之功效。适合脾虚症患者食用,但气滞胀满者及湿重者不宜食用。

❖ 土豆调节食欲缺乏

土豆又称马铃薯，富含淀粉、蛋白质、脂肪、粗纤维等。其性平味甘，具有益气调中、强健脾胃及调节消化不良等功效。对于脾胃虚弱、肠胃不和、食欲缺乏的人可以通过食用土豆进行调理。但需要注意的是，表面发芽的土豆一定不能食用，发芽土豆含有一定的毒素，食用易导致中毒。

❖ 鲫鱼祛脾湿

鲫鱼，富含蛋白质、脂肪、及大量的钙、磷、铁等矿物质，其性平味甘，具有很好的健脾开胃、益气利水、除湿、通乳的功效。

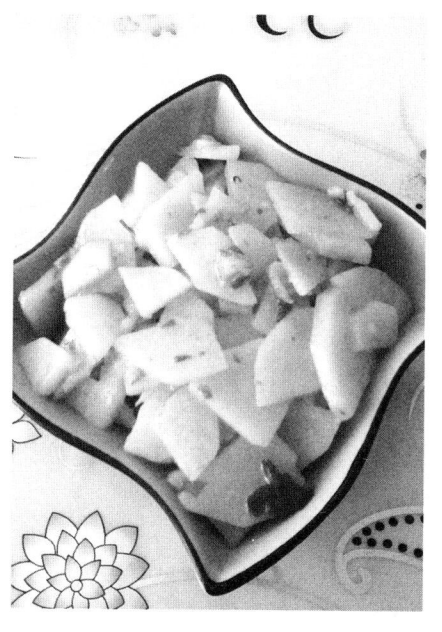
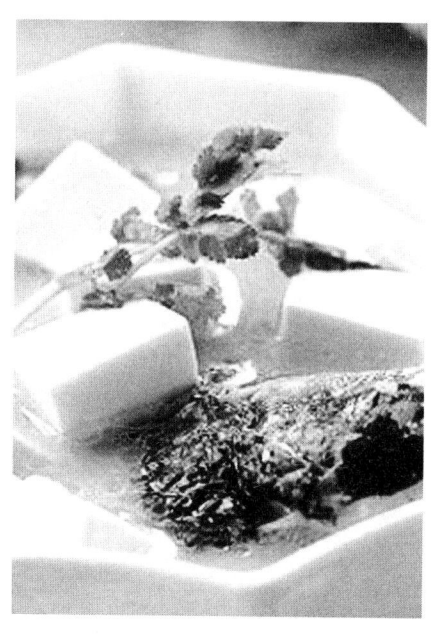

❖ 牛肉提高机体抗病能力

牛肉富含蛋白质、氨基酸。长期食用能提高机体抗病能力。中医认为牛肉具有强健筋骨、滋养脾胃、补中益气等功效。

❖ 板栗健脾胃

板栗,含有丰富的不饱和脂肪酸、脂肪、蛋白质、糖、维生素B_1、维生素B_2、维生素C及钙、磷、铁、钾等矿物质。其具有健胃养胃、益气补肾、强筋壮腰、止血及消肿强心之功效。

第四章 "肺"为华盖

肺是人体的呼吸器官,位于人体胸腔内,左右各一片,其中左片有两叶、右片有三叶,共计五叶覆盖于心脏之上。

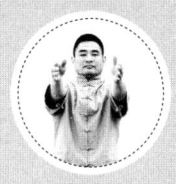

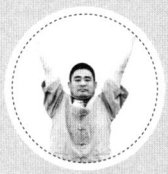

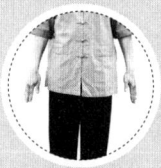

手机扫描二维码
观看微动作视频演示

第一节　肺是人体的"净化器"

肺是人体的呼吸器官，位于人体胸腔内，左右各一片，其中左片有两叶、右片有三叶，共计五叶覆盖于心脏之上。人体肺系统（指气管、支气管等）与喉、鼻相连，所以又有鼻为肺之外窍，喉为肺之门户之说。图4为肺的结构简图（前面观）。

肺的主要功能是呼吸，它处于体内五脏六腑中的最高位置，覆盖于各脏器，因此对肺有"华盖"之称。

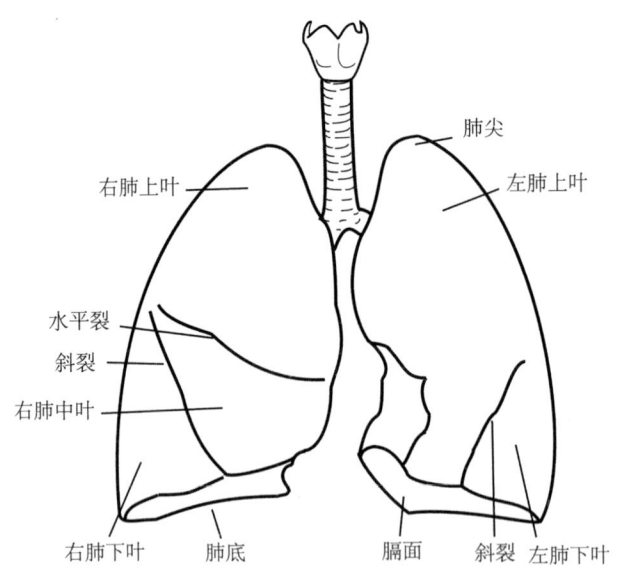

图4：肺的结构简图（前面观）

❖ 肺是脏腑的保护伞

1. 肺就像一把伞，保护脏腑

"华盖"，原指古代帝王车驾上的伞盖。肺位于胸腔，在体内脏腑中位居最高并覆盖于脏腑之上，有保护脏腑抵御外邪之作用，故肺有"华盖"之称。

2. 肺为娇脏，眼里揉不进一粒沙子

肺为娇脏，是对肺病理特征的概括。在中医病理上，外部的风、寒、暑、湿、燥、火（六淫之邪）从皮毛或口鼻而入体内，常易使之发病，从而引发其他脏腑病变，亦常牵连于肺。肺体本清虚，其质娇嫩，不能容纳丝毫异物，否则即会引起咳嗽等病症。

3. 肺主宣发与肃降

肺主宣发，是指肺气能向上向外布散气与津液，具有向上升宣和向外周布散的作用；肺主肃降，是指肺气能向内向下布散气和津液，具有向内向下清肃通降的作用。

肺气的宣发和肃降，是相互制约、相互为用的。肺的宣发与肃降协调，则呼吸频率均匀通畅，体内水液得以正常的输布代谢。肺的宣发与肃降失调，则呼吸频率失常，从而引发体内水液代谢障碍。外邪侵袭，多影响肺气的宣发，导致肺气不宣为主的病变；内伤及肺，多影响肺气的肃降，导致肺失肃降为主的病症。

❖ 肺主人的一身之气

1. 人的一身之气，全由肺主管

《素问·五藏生成》说："诸气者，皆属于肺。"传统中医学中认为肺主气，包括主"呼吸之气"和主"一身之气"。

（1）主呼吸之气

肺是人体内气体交换的场所，其主要功能是呼吸，通过宣发（呼出）与肃降（吸入）作用，将体内的浊气呼出，将体外的清气吸入。肺气的呼出与吸入如果失调，则会出现呼吸异常的情况。因导致其失调的原因不同，其在临床的表现形式亦有不同，常见的临床症状有胸闷气急或哮喘，其诱发原因为外感引动，阻塞气道从而导致肺气呼出障碍；或表现胃喘咳气逆，其诱发原因为肝火上炎，耗伤肺阴导致肺的吸入障碍所致。

（2）主一身之气

肺有主司一身之气的生成和运行的作用。传统中医学认为：人的一身之气主要由先天之气和后天之气构成，而肺主人一身之气的生成，主要体现于体内"宗气"的生成。"宗气"是指聚积于人体胸内之气，主要由经脾胃消化吸收的水谷精微，上输于肺时与肺所吸入的体外清气相结合而成。宗气生成于肺，积存于胸中"气海"，并贯穿于心肺之脉。其主要作用是推动肺的呼吸，协助心气推动心脉的搏动、调节心律，从而影响人体血液的运行及心搏的强弱、节律，更影响着人的肢体寒温和活动能力。

肺主一身之气的作用，取决于肺的呼吸功能。如果肺的呼吸功能失常，必定会影响一身之气的生成和运行。当肺丧失了呼吸功能，无法呼出与吸入，则人体体内新陈代谢将停止，届时人的生命活动也将终结。

2. 肺推动和调节全身水液的输布和排泄

肺气的宣发与肃降作用推动和调节着全身水液的输布和排泄。

通过肺气的宣发作用，可将脾气转输至肺的水液和水谷之精中的较轻清部分向上向外布散，向上输送至头面诸窍，向外输送至身体肌肤，并在卫气的推动作用下转化为汗液，通过卫气的调节有节制的排出体外。

通过肺气的肃降作用，可将脾气转输至肺的水液和水谷精微中的较稠厚部分，向内向下输送到其他脏腑，并将脏腑代谢所产生的浊液下输至膀胱，生成尿液排出体外。

但当肺气失宣，可致水液向上向外布散失常，出现无汗、全身水肿等症；肺气失降，可致水液不能下输其他脏腑，浊液不能下行至肾或膀胱，出现或水肿或小便不利等症状。肺气行水功能失常，不及时调治待病症进一步发展，则可致全身水肿，并能影响其他脏器的功能。

3. 肺气通过人体的各条经脉、穴位而发生功能作用

肺通过人体的各条经脉、穴位而发生功能作用，其功能的好坏，通过各条经脉、穴位而表现；同时人体的各条经脉、穴位，其功能作用的好坏，则是通过肺来体现。

肺主治节，是指肺气具有治理调节肺之呼吸及全身之气、血、津液及脏腑生理功能的作用。其生理作用主要体现在以下四个方面：

（1）肺主呼吸：肺气通过宣发与肃降的协调作用，使体内外气体得

以正常交换并维持有节律的均匀呼吸。

（2）调节全身气机：肺主呼吸，调节一身之气的升降出入运动，保持全身气机调畅。

（3）助心行血：肺朝百脉及气的宣降，辅佐心脏，推动和调节全身血液的运行。

（4）调节津液代谢：通过肺气的宣发与肃降，治理和调节全身水液的输布与排泄。

第二节 常见的肺病

肺部常见的疾病有气胸、肺气肿、哮喘、肺炎、肺结核、呼吸衰竭、肺脓肿、肺癌等。

❖ 气胸

气胸是由气体进入胸腔膜，因体内积气所导致。其诱因为咳嗽、激烈运动，上臂高举或提重物、钝器挫伤等，由外力或因肺部疾病导致靠近肺表面的细微气泡破裂或肺组织和脏层胸膜破裂，从而使肺部和支气管内的空气逸入胸粘膜造成积气状态，形成气胸。严重者可危及生命。

❖ 哮喘（支气管哮喘）

哮喘系由多种细胞及细胞组分参与的慢性气道炎症。哮喘是一种具有基因遗传倾向及复杂性状的疾病，其表现为发作性咳嗽、胸闷及呼吸困难，轻者仅有胸部紧迫感，可持续数分钟，重者会出现呼吸极度困难，可持续数周或数年。

哮喘的促发因素有大气污染、吸烟、呼吸道病毒感染等，其最重要的激发因素可能是吸入变应源，包括职业性变应原、室内变应源、药物及食物添加剂。

❖ 肺气肿

肺气肿是种病理状态，是由终末细支气管远端的气道过度膨胀，导致弹性减弱，进而出现充气和肺容量增大，同时还可能伴有气道壁被破坏的情况。

在肺气肿早期并无症状，或在劳动、运动时会感到气短。随着肺气肿病情的进展，呼气困难的程度增加，患者会感到乏力、上腹胀满、食欲减退，同时出现咳嗽、咳痰等症状。典型的肺气肿患者胸廓前后径增大，呈桶状胸，呼吸运动减弱。罹患肺气肿的患者易出现自发性气胸、呼吸衰竭、慢性肺源性心脏病、胃溃疡等并发症。

❖ 肺结核

肺结核是指由结核分枝杆菌感染肺部所引起的慢性传染病。人体在感染结核菌后不一定发病，会有一定的潜伏期，当人体抵抗力降低或细胞介导的变态反应增高时才可引发病状。肺结核患者多有较密切的结核病接触史，会出现咳嗽、咳痰、胸痛、咳血或呼吸困难的症状，其起病可缓可急，会出现乏力、盗汗、消瘦、低热、而女性会出现月经失调等。

❖ 呼吸衰竭

呼吸衰竭是由多种原因引起的肺部气体交换功能严重障碍,致使体内缺氧或二氧化碳滞留,并引发一系列生理功能及代谢紊乱的临床综合征。

其发病可由呼吸道病变、肺组织病变、胸廓病变、神经中枢及其传导系统呼吸肌疾病等引发。

第三节 微运动之锻炼肺脏

动作名称 胸展拉伸

动作详解

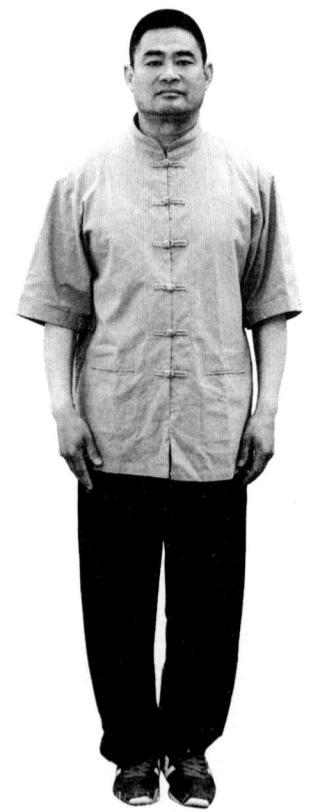

1 双脚并拢身体直立,双臂自然下垂放于大腿两侧。

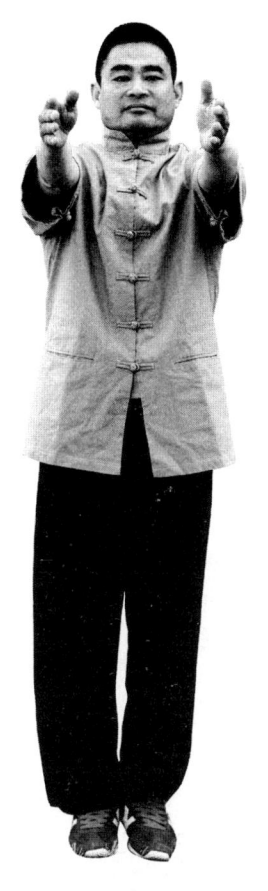

2 深吸气,双手掌心相对双臂平举于与肩平行。

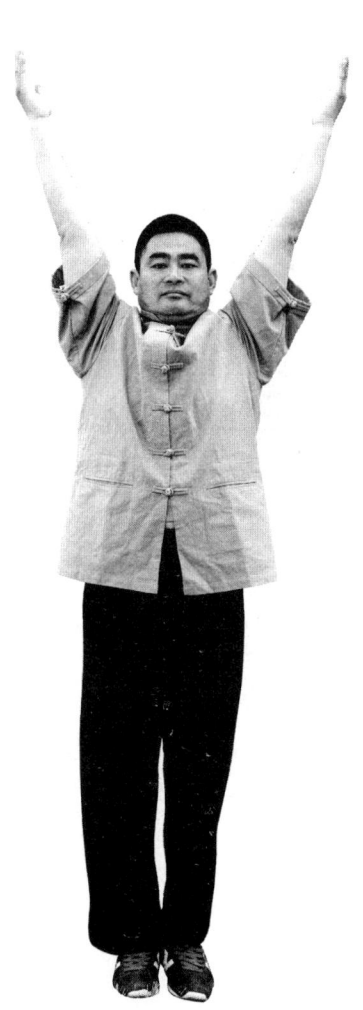

3 继续向上伸展,屏气,成V字形外展。

上篇　五脏篇

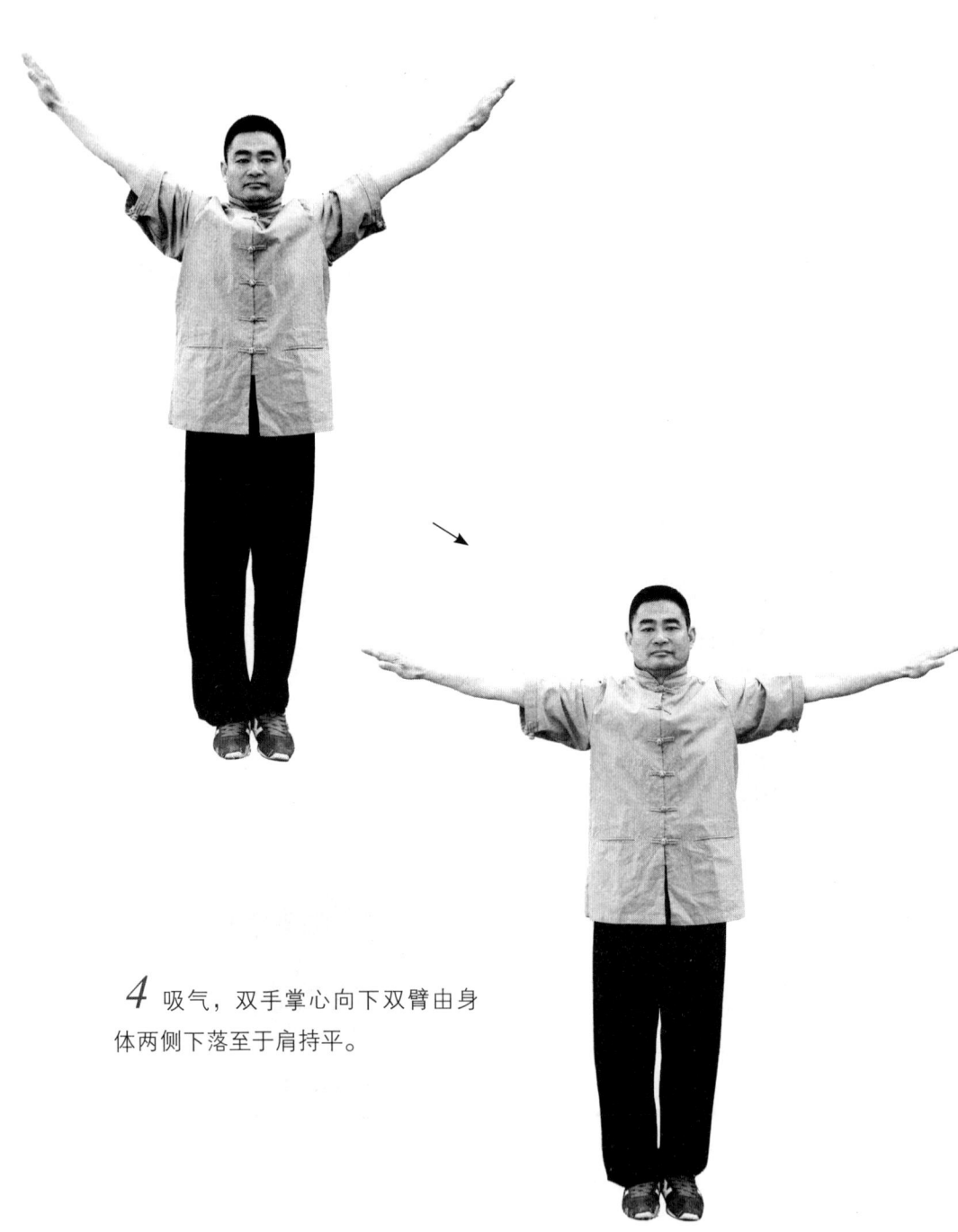

4 吸气,双手掌心向下双臂由身体两侧下落至于肩持平。

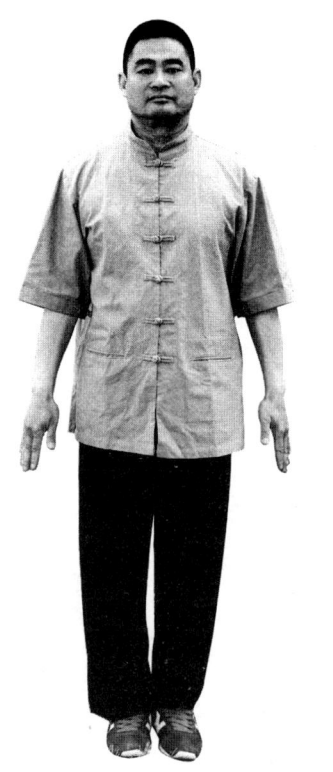

5 双臂自然下落至大腿两侧。

（反复动作15~30次）

> **动作出处及依据：《五禽戏》**
>
> **疗效作用：**
>
> 可增强肺呼吸、调运气血、疏通经络、提高心肺功能。对防治肺气虚引起的气喘、声音嘶哑、唾液减少及咳嗽无力等症状具有一定的舒缓。

动作名称 **平吸舒展法**

动作详解 ··

1 双脚分开站立，与肩同宽，双手放于双腿外侧。

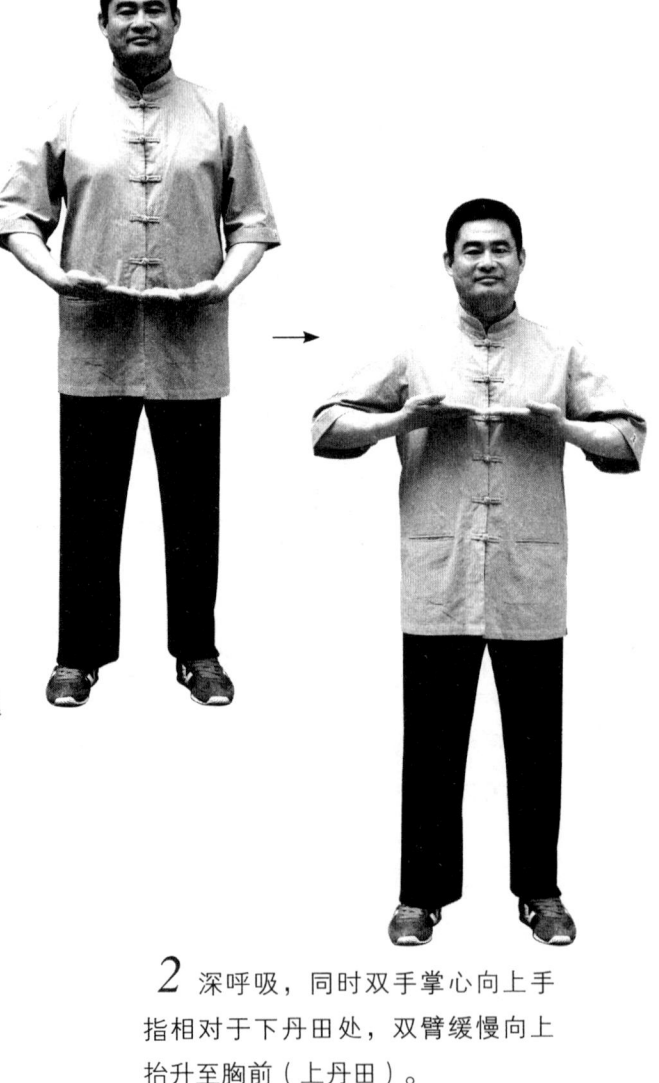

2 深呼吸，同时双手掌心向上手指相对于下丹田处，双臂缓慢向上抬升至胸前（上丹田）。

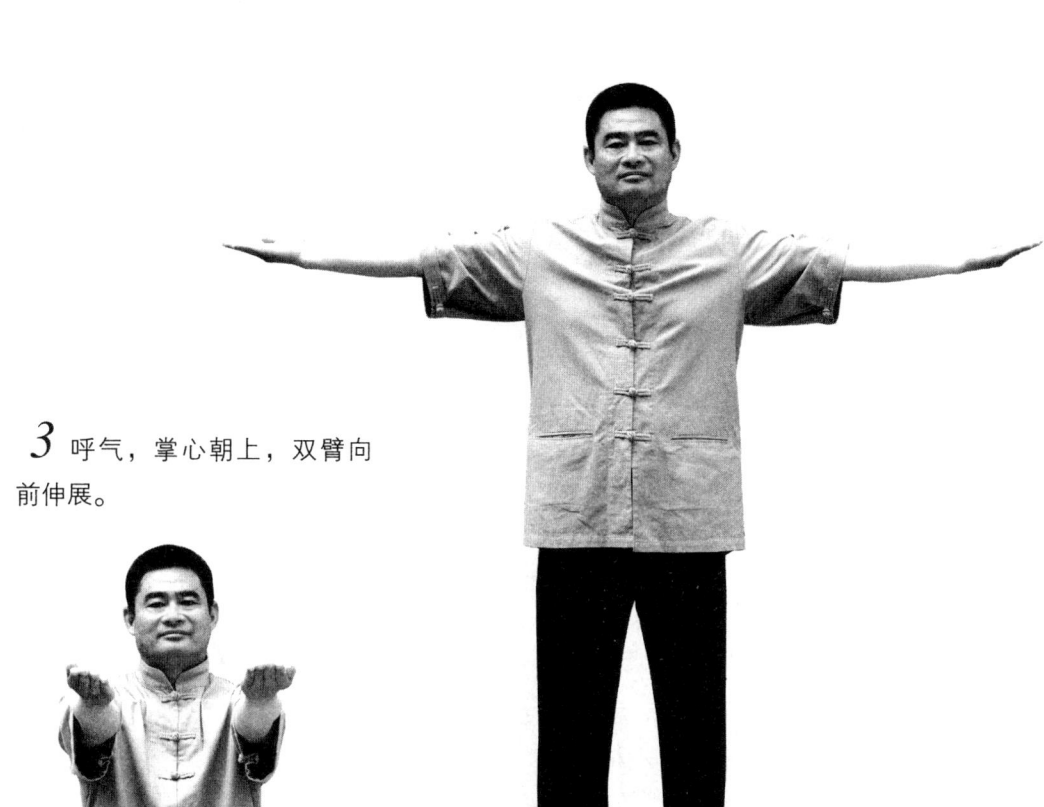

3 呼气，掌心朝上，双臂向前伸展。

4 吸气，掌心向上两臂向两侧伸展至与肩持平。

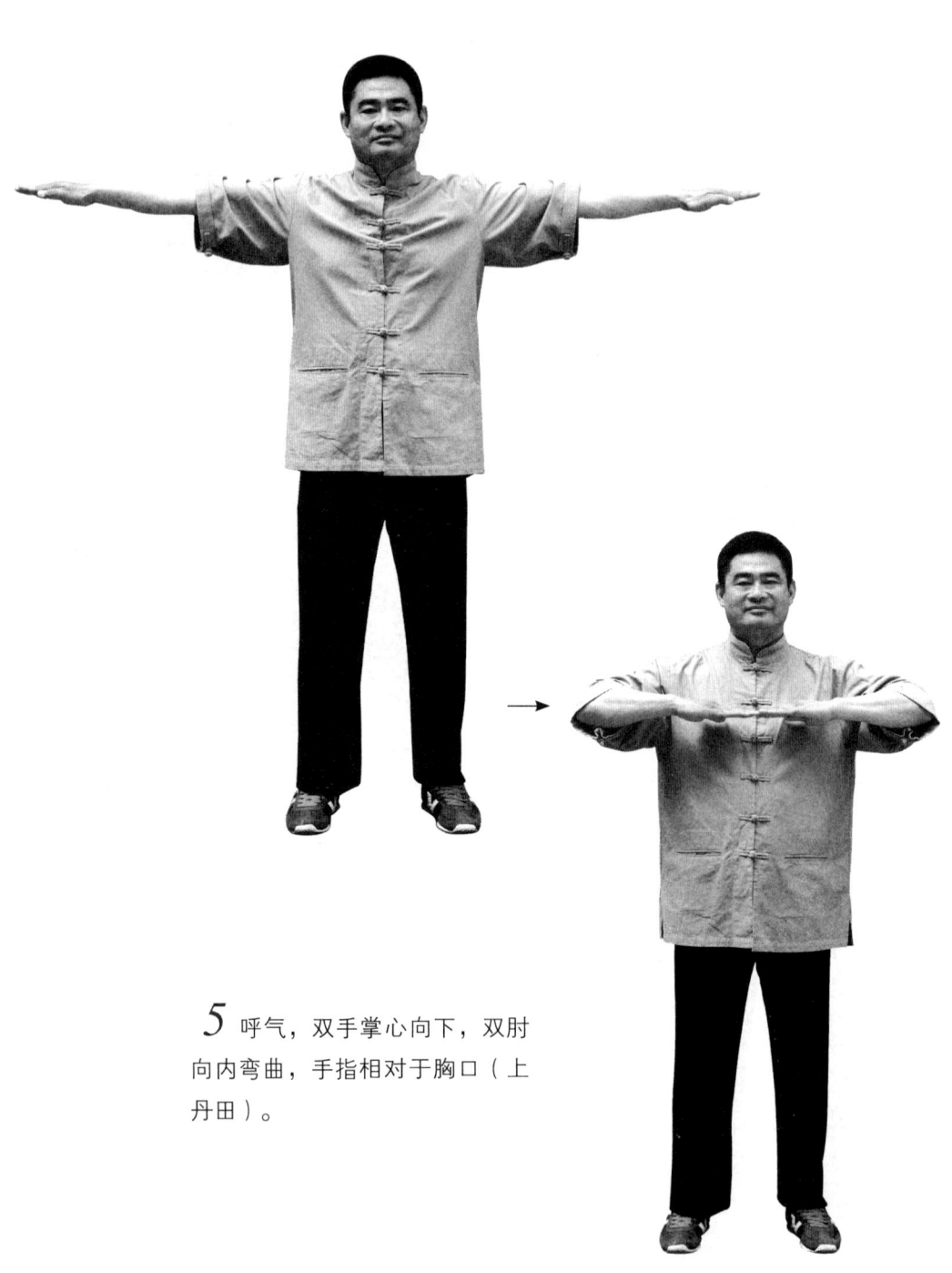

5 呼气，双手掌心向下，双肘向内弯曲，手指相对于胸口（上丹田）。

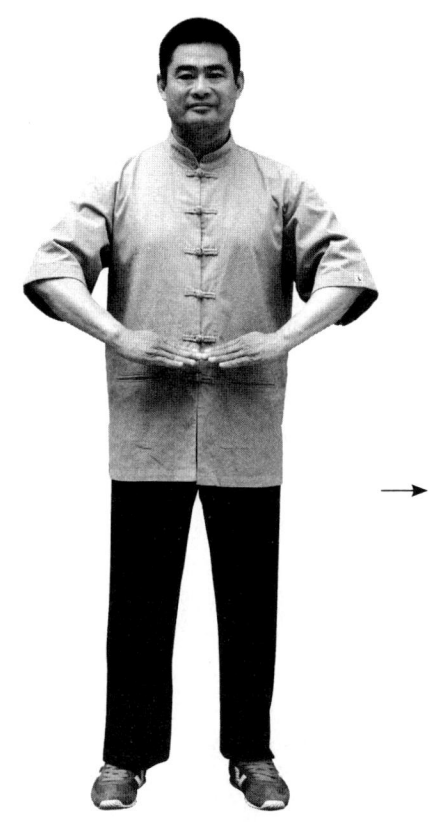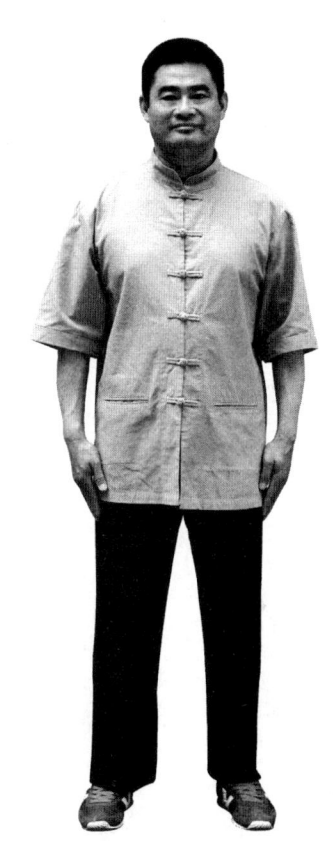

6 双掌及双臂继续下落,经丹田、下丹田处后,回归于双腿两侧。重复动作,7次为一组,每次做三组,每组结束后可停留3~5秒钟。

> **动作出处及依据:《五禽戏》**
>
> **疗效作用:**
> 　　平吸舒展法的动作能够强化呼吸系统,刺激体内器官,排除体内废气,并起到宁心安神、舒缓情绪、宽胸理气、清肺利咽及化痰止咳平喘的作用。

动作名称 **益肺养气式**

动作详解

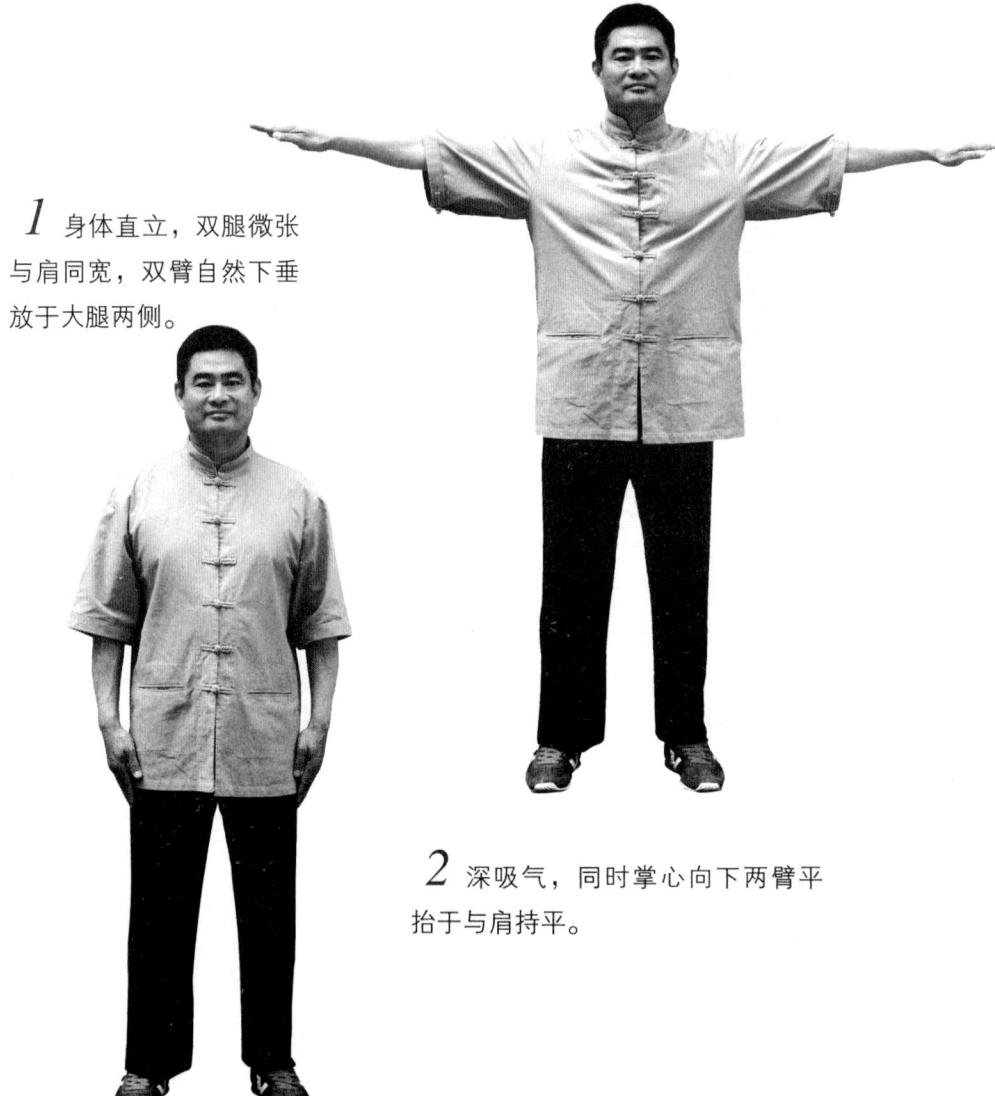

1 身体直立，双腿微张与肩同宽，双臂自然下垂放于大腿两侧。

2 深吸气，同时掌心向下两臂平抬于与肩持平。

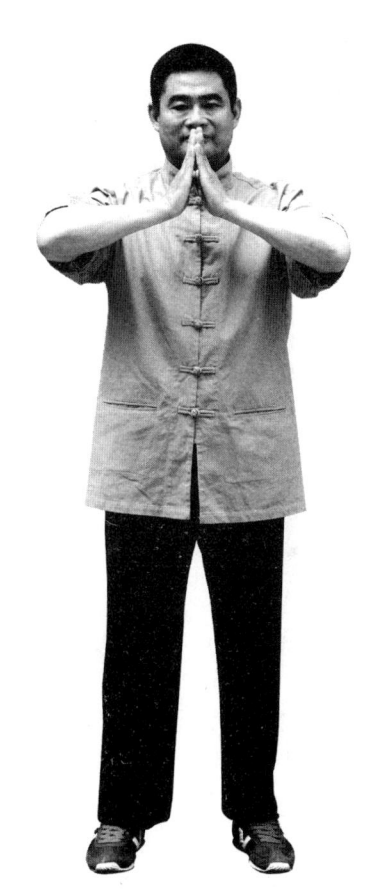

4 双手合十自然下落,双手指尖下落至与鼻尖持平处,缓慢呼气。

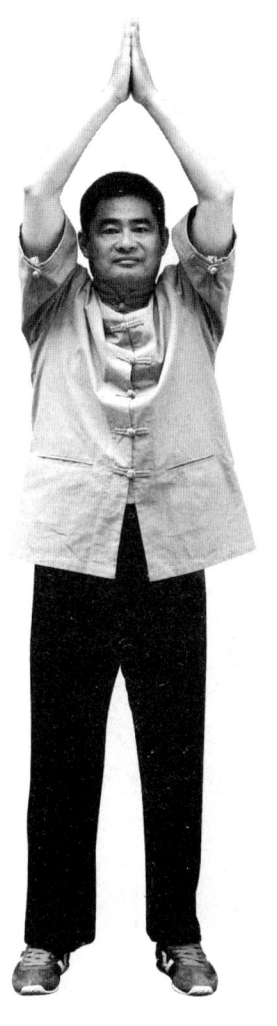

3 屏住呼吸,双掌向上两臂继续向上抬举至头上方击掌。

上篇　五脏篇

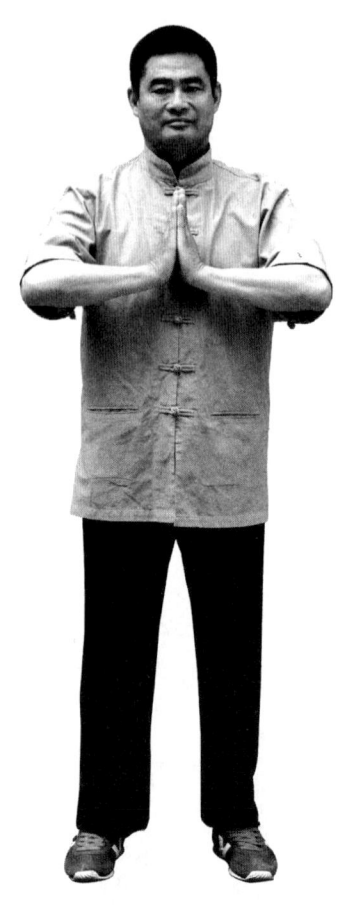

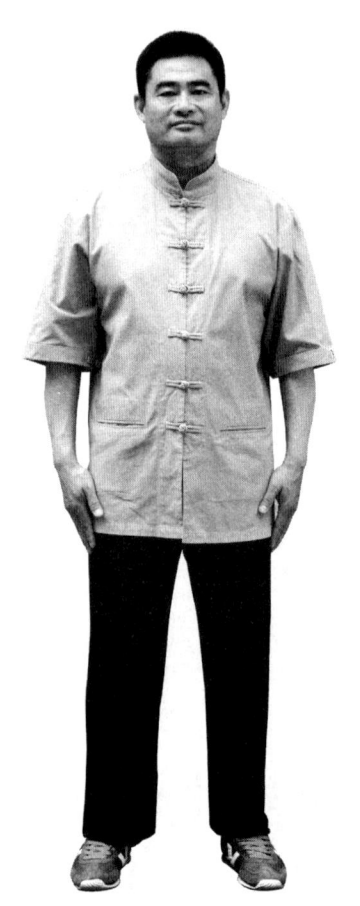

6 双手继续下落放至于大腿两侧。重复动作，7次为一组，每次做三组，每组结束后可停留3~5秒钟。

5 伴随呼吸，双手合十继续落至上丹田胸口。

动作出处及依据：《八段锦》

疗效作用：
益肺养气式的动作对预防和调养感冒、咳嗽、支气管炎、哮喘、鼻炎、便秘、腹泻等有一定的辅助功效。

第四节　简易清肺小食膳

空气是激发肺机能的原动力，但当下我们生活的周围环境已遭受到严重的污染，现已很难找到新鲜的空气。当然人体的肺部并非依靠新鲜的空气就能变得新鲜，在日常生活中，通过加强运动及锻炼并加之合理的膳食结构及良好的生活习惯亦能使我们的肺焕发活力，健健康康。以下是对肺部保养的一些建议：

1. 少去污染严重的地方，日常要做适当的有氧运动，加强体育锻炼。

2. 尽量避免人多而脏乱的地方，感冒高发期，做好自我防护，避免交叉感染。

3. 杜绝吸烟，保持肺泡纯净

在人体肺部支气管中，分布着很多排列整齐的"毛刷子"，这些"毛刷子"肩负着对我们吸入的空气中的有害物质层层"净化"工作，从而使肺泡纯净。而烟草中的有害物质可直接导致这些"毛刷子"停止工作。我们在这个城市中每天都要吸入各种各样的有害气体，如汽车尾气、工厂排放到大气中的废气及有害气体等，因吸烟而导致的肺部"毛刷"短时间暂停工作，势必会使肺部受到伤害，长此以往我们的肺将受到严重的侵害，最终有可能引发肺癌。

4. 减少食用市场出售的补品。

市场上出售的所谓补肺药物其作用微乎其微，无论中药还是西药，是药三分毒，长期服用易产生依赖性。尽量通过合理的饮食进行食补，对于药膳的食用需要在专业医生指导下进行有针对性的服用和滋补。

❖ 保护肺，我们要吃些什么？

推荐四款具有清肺、润喉功效的食谱，食材工艺简单，可以不定期的犒劳一下自己。

莲子冰糖银耳羹清肺润喉

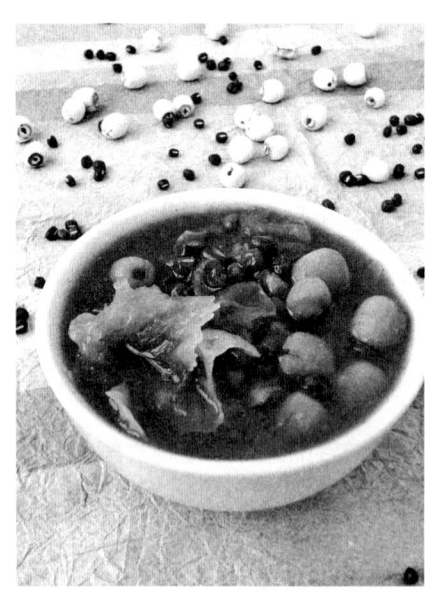

原料 发好的莲子200克、银耳50克，冰糖80克，枸杞30克。

做法 将银耳放入盆内，以温水浸泡30分钟，待其发透后摘去蒂头、拣去杂质；将银耳撕成片状，放入洁净的锅内，加入发好的莲子并加水适量，以武火煮沸后，加入枸杞，再用文火熬1小时后，加入冰糖，直至银耳炖烂为止。

功效 具有清肺、润喉的功效。

雪梨川贝汤止咳化痰

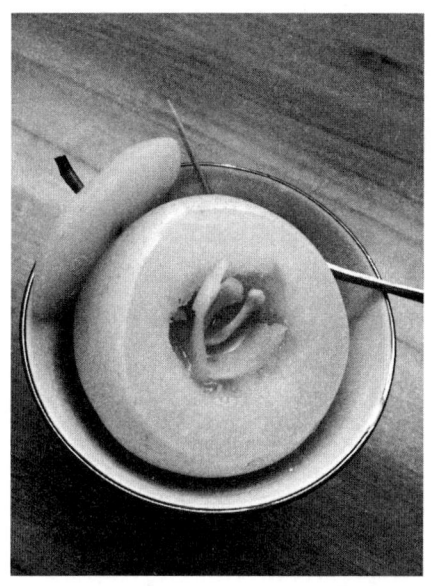

原料 雪梨4个，川贝8克，冰糖12克。

做法 将雪梨去皮去核切成小块放入大碗内，加入川贝、冰糖及清水300克，待锅内清水烧沸后，隔水放入蒸锅内蒸1小时取出温服。

功效 润肺止咳，清热化痰。

原料 百合25克，配蜂蜜35克。

做法 将百合洗净放入碗内，加入蜂蜜及清水150克，待锅内清水烧沸后，隔水放入蒸锅内蒸50分钟取出温服。

功效 具有润肺止咳的功效。

蜂蜜百合汤润肺止咳

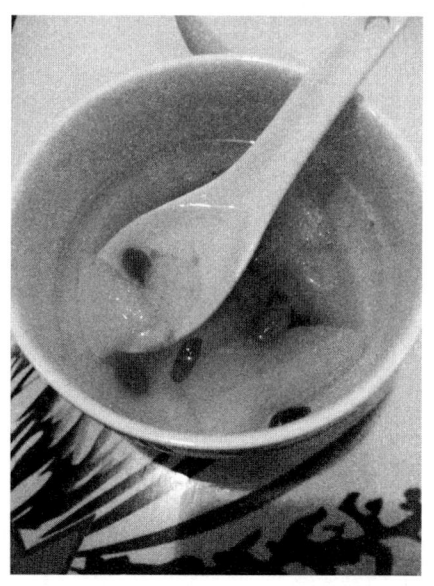

百合小米粥缓解干咳

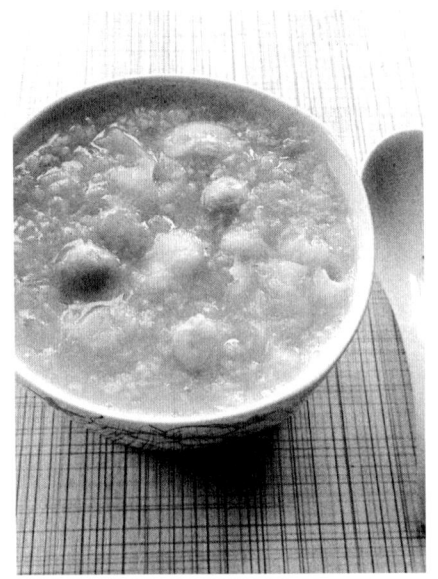

原料 鲜百合80克，配小米130克，冰糖80克。

做法 将小米熬煮八成熟时，放入百合及冰糖熬煮成熟食用。

功效 对减缓肺燥干咳有功效。

第五章 「肾」——先天之本，生殖之源

肾脏是人体的重要排泄器官，其基本功能是将人体内代谢产物及某些废物、毒素，生成尿液并排出体外，同时重新吸收过滤后的水分及其他有用物质（如葡萄糖、蛋白质、氨基酸等），用以调节水、电解质平衡进而维护人体内的酸碱平衡。

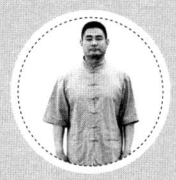

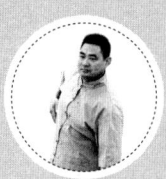

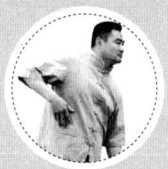

手机扫描二维码
观看微动作视频演示

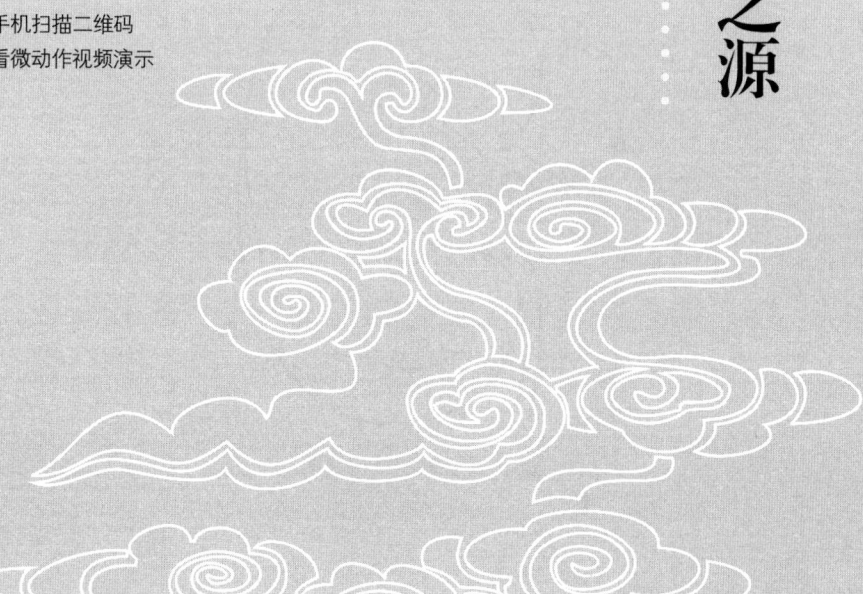

第一节　肾是人的精元

肾脏是人体的重要排泄器官，其基本功能是将人体内代谢产物及某些废物、毒素，生成尿液并排出体外，同时重新吸收过滤后的水分及其他有用物质（如葡萄糖、蛋白质、氨基酸等），用以调节水、电解质平衡进而维护人体内的酸碱平衡。

肾脏，外观为"扁豆状"，呈红褐色，为成对的扁豆状器官。（图5为肾脏解剖结构简图）其位于腹膜后脊柱两旁浅窝中，两肾上极相距

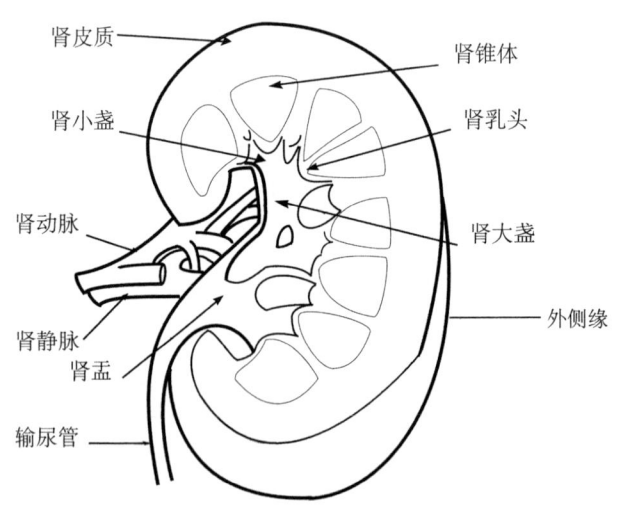

图5：肾脏解剖结构简图

较近，下极较远，左肾较右肾稍大，其长度约为10～12cm、宽度约为5～6cm、厚度约为3～4cm、重约120～150克。肾外缘为凸面，内缘为凹面，凹面中部为肾门，它是肾静脉、肾动脉出入肾脏以及输尿管与肾脏连接的部位。右肾比左肾低半个椎体。左肾上端平第11胸椎下缘，下端平2腰椎下缘。左侧第12肋斜过左肾后面的中部，右侧第12肋斜过右肾后面的上部。临床上常将竖脊肌外侧缘与第12肋之间的部位，称为肾区（肋腰点），当肾有病变时，触压或叩击该区，常有压痛或震痛。

❖ 肾脏能够保证机体内环境稳定及新陈代谢正常

肾脏通过产生肾素、促红细胞生成素、前列腺素、激肽等，参与调节血压、红细胞生成和钙的代谢。同时肾脏又为机体部分内分泌激素的降解场所——如胰岛素、胃肠激素等。肾脏的上述功能保证了机体内环境的稳定及新陈代谢的正常进行。

1. 尿液生成

血液流经肾脏，当通过肾小球时，在压力作用下，会过滤出一种不含蛋白质的液体进入肾小囊，此种液体被称为原尿。原尿在通过肾小管时又将其中大部分的水、全部的糖及部分盐重新吸收后，送回血液中，氮则不再吸回。而此刻剩下的含有残留物质的浓缩液体就是尿，最终汇入肾盂，排出体外。

2. 排泄进入体内的有害物质及体内的代谢产物

人体在新陈代谢的过程中会产生一些人体不需要的甚至有害的废物，其中一部分由胃肠道排出体外，而绝大部分由肾脏排出体外。对于一些进入人体的化学药品及有毒物质则是通过血液进入肾脏，经肾小球滤过或肾小管分泌，随尿液排出体外。

3. 维持体液、电解质平衡及体液酸碱平衡

血液中的水和电解质通过肾小球滤为原尿，而原尿中的水和电解质则在流经肾小管时以不同的比例被重吸收，同时部分电解质被分泌入管腔，这些电解质平衡对稳定体液的渗透压起着重要作用。同时肾脏能将代谢过程中产生的酸性物质通过尿液排出体外，并能控制酸性和碱性物质排出的比例，当任何一种物质在血液中增多时，肾脏就会把增多的部分排出去。

4. 内分泌功能

（1）肾脏可分泌肾素、前列腺素、激肽等。

并通过肾素——血管紧张素——醛固酮系统和激肽——缓激肽——前列腺素系统来调节血压的升降，用以维持血压的正常。

（2）肾脏分泌促红细胞生成素，作用于骨髓造血系统。

（3）肾脏的皮质细胞含有1位羟化酶，维生素D先在肝脏25位羟化酶的作用下，转化为25～羟维生素D_3，最后在肾脏1位羟化酶作用下，转化为1，25～二羟维生素D_3，即活化的维生素D_3。可调节钙磷在体内的代谢。

❖ 肾脏是先天之本，生殖之源

在中医学理论中肾脏的主要生理功能是：藏精、主水、主纳气、主生殖，主骨生髓，开窍于耳，其华在发。

传统中医学认为，由于肾藏有先天之精，故脏腑为阴阳之本，是人体生长、发育、生殖之源，亦是生命活动之根本，相对于脾胃之"后天之本"而称之肾为"先天之本"；认为肾脏中藏有元阴（属水）元阳（属火），故又称肾为"水火之脏"。

肾藏精 "精"，分为"先天之精"和"后天之精"。先天之精（生殖之精），受于父母，与人的生育繁衍有关；后天之精（脏腑之精），由脏腑化生水谷精微而成，主人的身体发育。

肾主水 肾具有调节水液之功能。

主纳气 "纳"是收纳、摄纳之意，肾具有摄纳肺所吸入的清气，防止呼吸表浅的生理功能。

主生殖 肾与男女生殖器官的发育及生殖能力密切相关。

主骨生髓 肾主骨和髓的生长发育，与骨的功能有关。

开窍于耳 人体的听觉器官依赖于肾精的充养，肾精充裕则听觉灵敏。

其华在发 体表毛发的生机根源于肾，因肾藏精，精能化血，精血旺盛则毛发润泽。

❖ 什么是肾虚

肾虚多为积累成疾所导致，可分为肾阴虚和肾阳虚，中医学提倡肾虚应慢慢调理。肾阳虚的症状为腰酸、畏寒、四肢发冷，甚至还有水肿，主要表现为"寒"的症状。肾阴虚的症状为"热"，主要有腰酸、燥热、虚汗、盗汗、头晕耳鸣等症状。当人发生肾虚时，无论肾阴虚还是肾阳虚，都会导致人的免疫能力的降低。当肾脏的免疫能力降低时，肾脏的微循环系统亦会发生阻塞，肾络不通。因此对于肾虚的治疗应防治结合，日常生活中，我们可以通过通经活络的方式进行防治。

第二节 常见的肾脏病

肾病是个笼统的概念，肾病有很多种。

肾脏病的常见症状有水肿、血压高，多尿、尿频、尿少或无尿、血尿、尿中泡沫增多、腰酸痛及其他一些全身性症状。

常见病有：

❖ 肾结石

肾结石指于肾盏、肾盂及肾盂与输尿管连接部形成的结石晶体。

❖ 肾囊肿

肾囊肿指肾脏内出现大小不等的与外界不相通的囊性肿块的总称，常见的肾囊肿可分为单纯性肾囊肿、成人型多囊肾及获得性肾囊肿。

❖ 肾病综合征

肾病综合征简称肾综，是指由多种病因引起的，以肾小球基膜通透性增加伴肾小球滤过率降低等肾小球病变为主的一组综合征。

❖ 慢性肾衰竭

慢性肾衰竭是由各种肾脏疾病引起的缓慢进行性的肾功能损害，最后可导致肾功能完全丧失及尿毒症的引发。

❖ 慢性肾小球肾炎

慢性肾小球肾炎简称慢性肾炎，是由多种不同病因不同病理类型组成的一组原发性肾小球疾病。

❖ 糖尿病肾病

糖尿病肾病是临床上常见和多发的糖尿病并发症。为糖尿病主要的微血管并发症，是一种以血管损害为主的肾小球病变，主要指糖尿病性肾小球硬化症。

❖ 高血压肾病

高血压肾病是原发性高血压引起的良性小动脉肾硬化（又称高血压肾小动脉硬化）和恶性小动脉肾硬化。

第三节　微运动之肾保健

动作名称　**单边提肾法**

动作详解

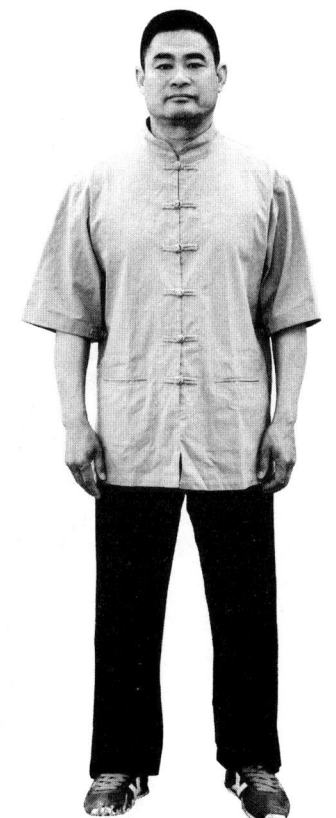

1 双脚分开站立，与肩同宽。

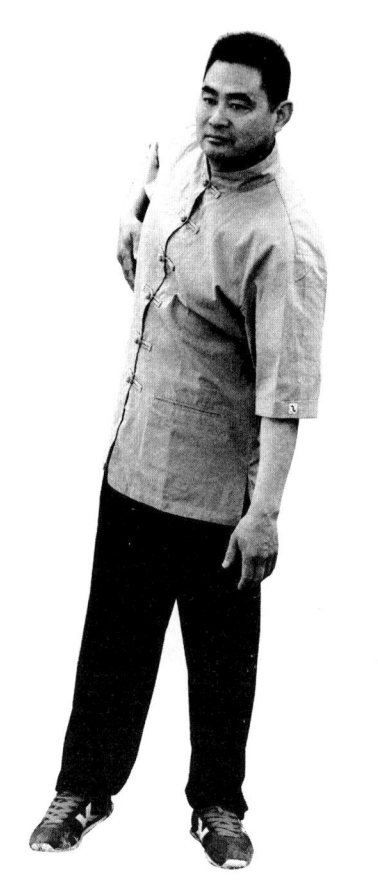 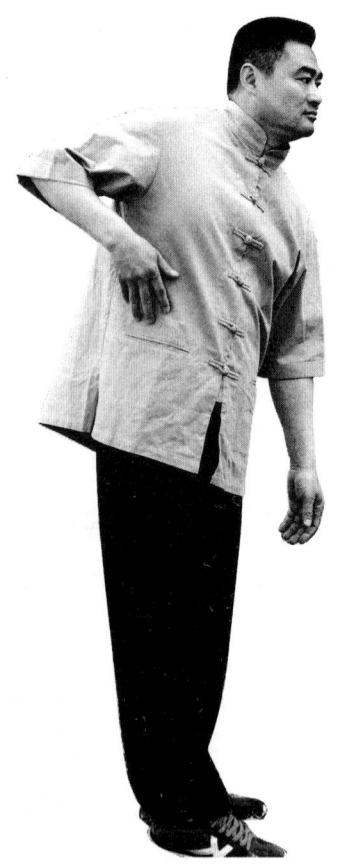

2 吸气，右肩上提微向后倾斜，左肩自然下垂，右胯随肩轻拔（后腰大肌有拉伸感），右脚慢慢随胯抬起，脚尖点地脚跟轻起。

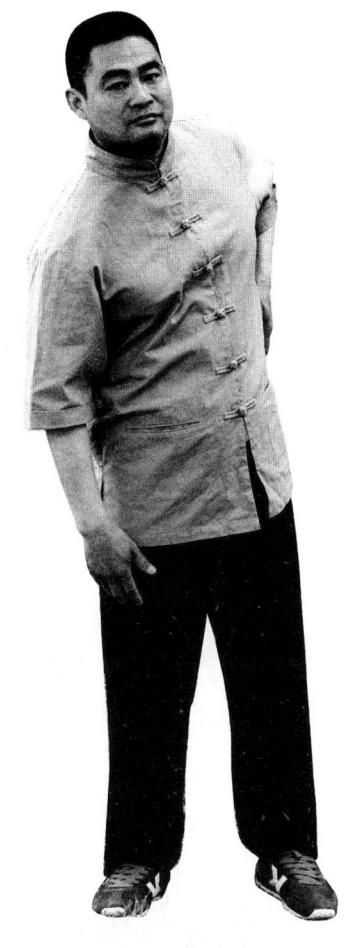

3 呼气，变换体位，左肩上提微向后倾斜，右肩自然下垂，右脚贴地，左胯随肩轻拔（后腰大肌有拉伸感），左脚慢慢随胯抬起，脚尖点地脚跟轻起。重复动作，反复练习，左右7次为一组，每次三组。

动作出处及依据：《八段锦》、《八卦掌》

疗效作用：

单边提肾法能够提升肾功能，调节各内脏器官功能平衡，增强抵抗力；可预防头脑不清、记忆力降低、腰酸背痛、全身倦怠、性趣减退等症状。

动作名称　**提肾轮换掌**

动作详解

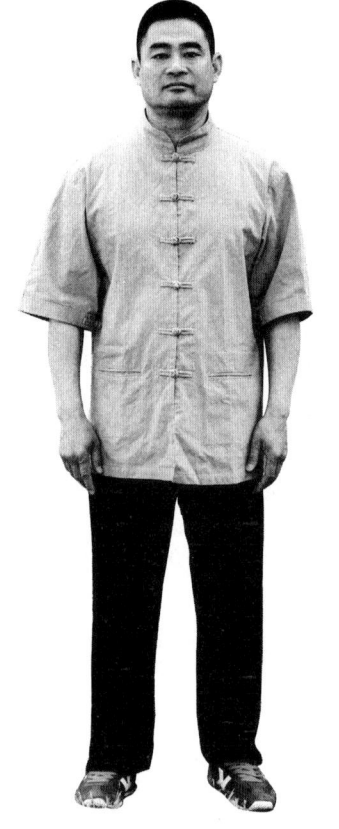

1 双脚分开站立，略宽于肩。

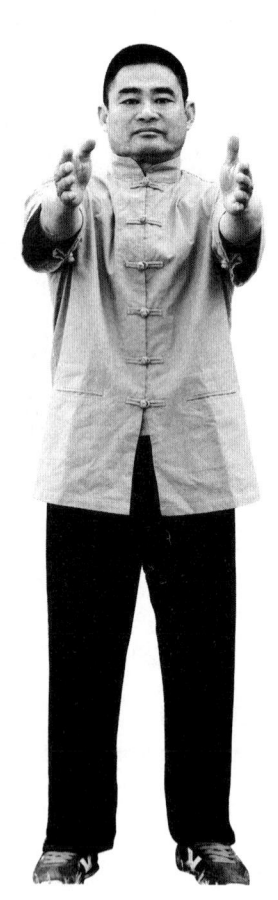

2 吸气，掌心相对双臂慢慢抬起与肩平行。

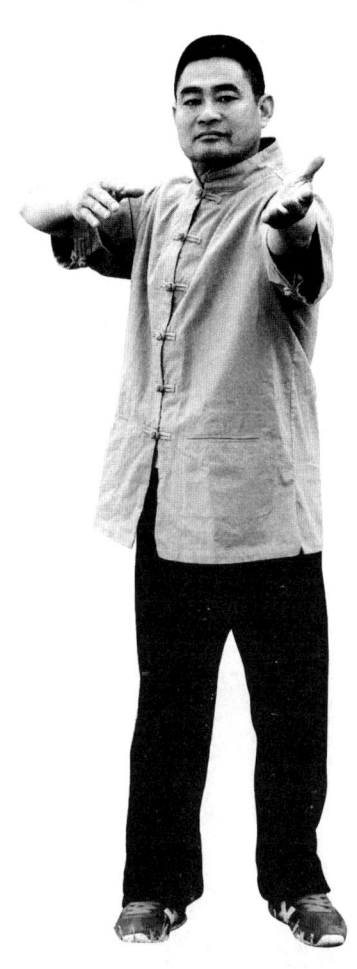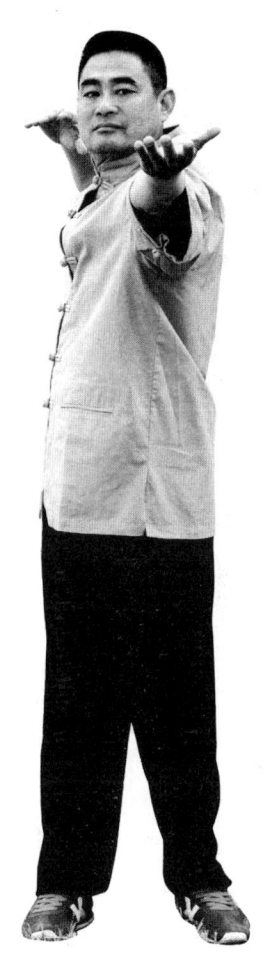

3 呼气，双膝微屈，以胯带动腰力向右扭动（45度），同时右手掌心向下，右臂微曲，以腰力带动右臂向后拉伸（腰际处随扭动有紧绷感）；随腰转动同时，左手掌心向上，左手臂自然向前伸展。

4 吸气，变换体位，以胯带动腰力向左扭动，右臂自然向前伸展，掌心由下转变为向上，左臂微曲向后拉伸，（腰际处随扭动有紧绷感），掌心由下转变为向上。重复动作，反复练习，左右7次为一组，每次三组。

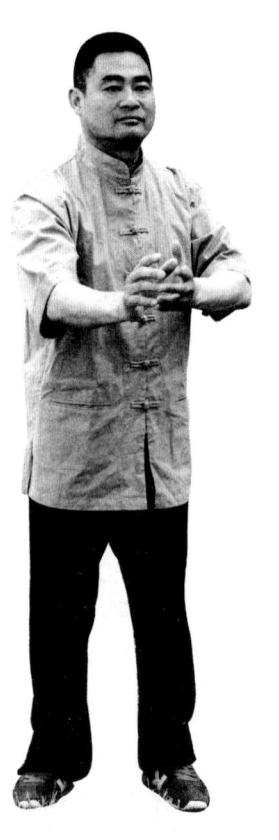

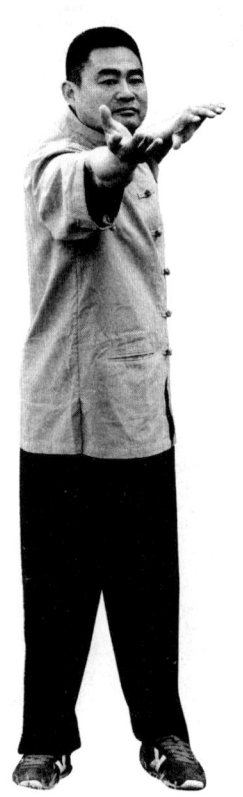

动作出处及依据：《八卦掌》

疗效作用：

提肾轮换掌动作能够调节肾功能，强肾健体，提升肾的内分泌功能。对调理男性性功能障碍、遗精、阳痿、早泄、女性月经紊乱及更年期综合征等症状具有明显效果。

动作名称　**温阳补元**

动作详解

2 双手握拳，左手反手用拳背叩击肾俞（位于膀胱经第2腰椎棘突下，旁开1.5寸）、命门（位于督脉腰椎二、三棘突间）两穴。

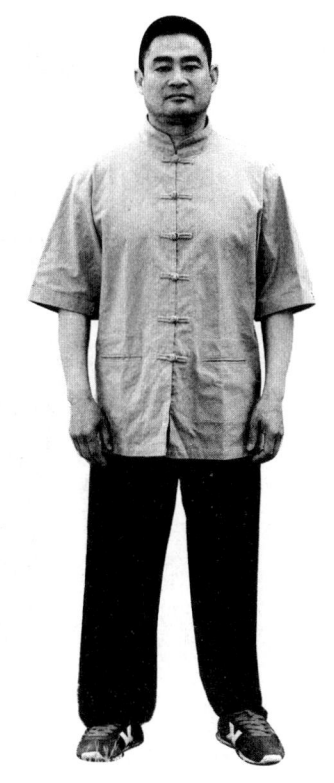

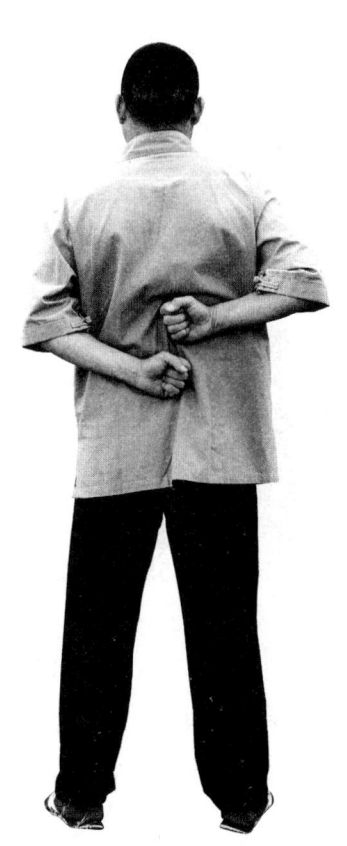

1 取站姿，双脚平行开立，略宽于肩，双手放于双腿两侧。

3 右手反手用拳背叩击腰阳关（位于督脉第4腰椎棘突下凹陷中），左右拳交替反复叩击，15次。

4 双手对搓，掌心搓热后，热捂于肾俞、命门及腰阳关之间的肾区。

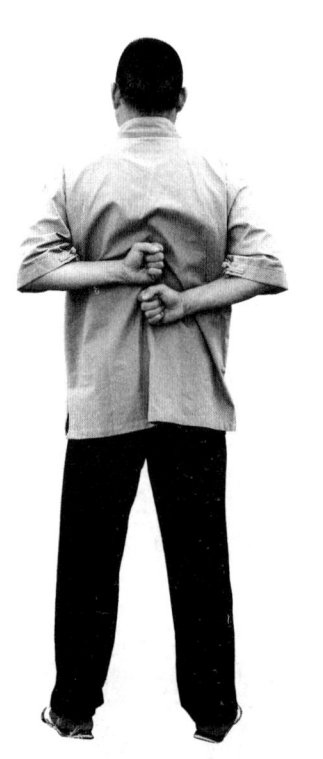
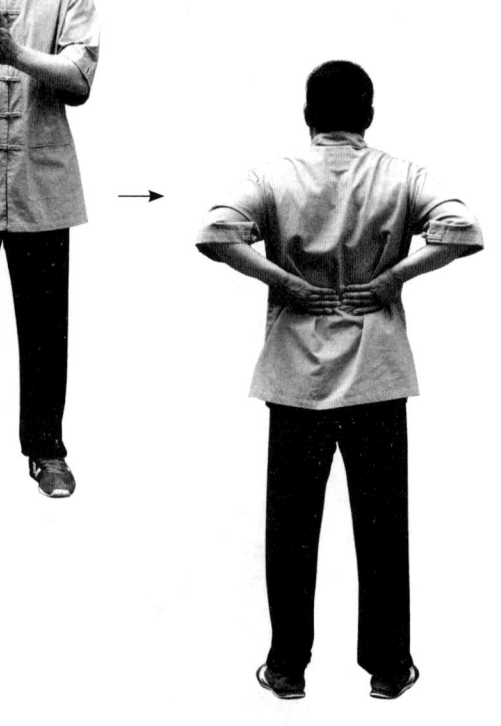

动作出处及依据：《黄帝内经》

疗效作用：

温阳补元动作，对调理前列腺疾病、肾炎、睾丸潮汗、耳聋、耳鸣、全身倦乏等症状有积极的辅助功效。

第四节　关爱肾脏的N种方法

❖ 关爱肾脏，我们要做些什么？

1. 冬季注意保暖

冬季，温度降低血管收缩，血压蹿升，小便量减少，血液凝结功能增强，易使肾脏出问题。对于肾功能有问题的病人在冬季一定要注意保暖。

2. 遵从医嘱服用药物

当前市面上出售的很多药物都对人体的肾脏具有不同程度的危害，因此一定要遵照医生的医嘱进行药物服用，同时对所服用的药物一定要了解其副作用。不可依据"自身诊断"及他人推荐随意服用。

3. 适量饮水不憋尿

由于尿液长时间滞留在膀胱，容易繁殖细菌，长时间或经常性憋尿会导致细菌经由输尿管感染肾脏。

4. 警惕糖尿病和高血压

肾脏由数百万个微血管球组成，糖尿病及高血压有可能造成血管硬化，久而久之会导致肾脏的严重损伤。

5. 定期体检很重要

进行定期体检，最好每半年做一次尿液和血液肌酸酐和尿素氮检查，一旦发现肾脏功能失调应及时诊治。

而女性在怀孕期间会加重肾脏负担，应该随时对肾功能进行监测。

❖ 关爱肾脏，我们要吃些什么？

1. 限制摄入含钾高的食物

含钾最高的有：紫菜、冬菇；其次为：马铃薯、藕、菠菜、韭菜、芹菜、鸡肉等。

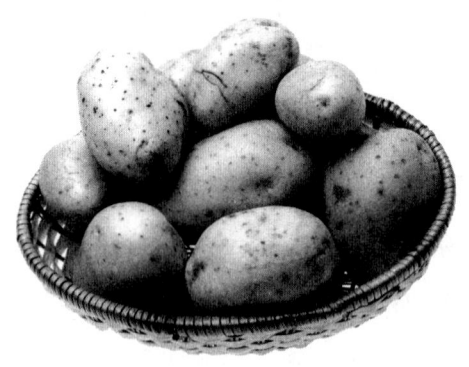

2. 降低钠含量的摄入

减少使用含钠高的调味品，如：食盐、味精、蚝油、酱制品、梅菜、咸菜、榨菜等。

可多用低钠调味品如：醋、糖、酒、胡椒、花椒、五香粉、八角、葱、姜、蒜、辣椒、陈皮等。

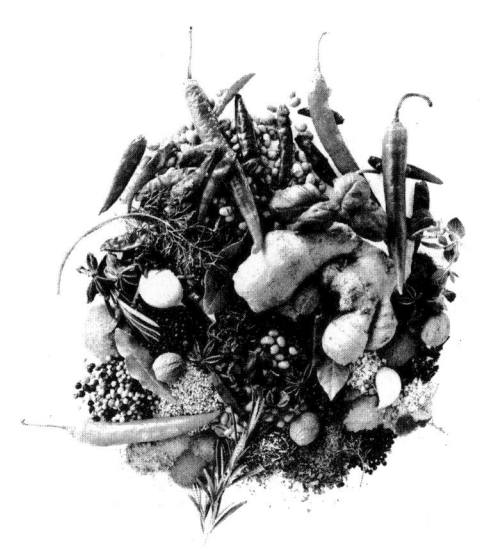

3. 多饮水，忌饮酒

多饮水、减少高盐食物摄入，水中可加入薄荷叶、柠檬片等一并饮用。减少浓茶、咖啡的饮用，忌饮酒。

4. 多食用蔬菜，增加纤维摄入

多食用蔬菜，可增加纤维素的摄入，但要适当加以烹调以降低钾、磷含量。

手机扫描二维码
观看微动作视频演示

六腑篇

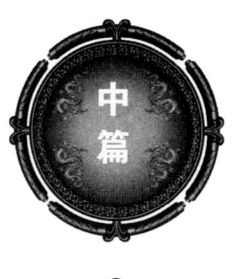

中篇

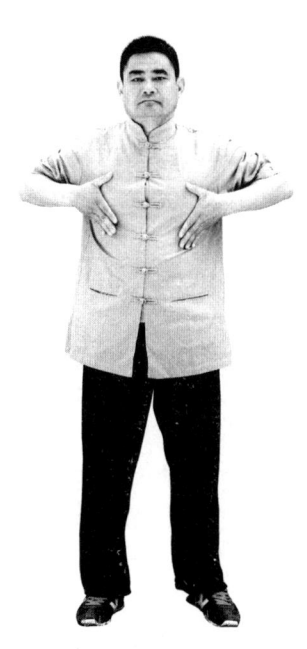

第六章 「胃」之动力

胃是人体的消化器官，上接食道，下通小肠。

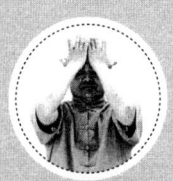

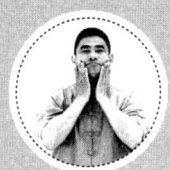

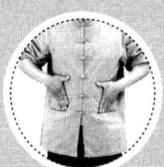

手机扫描二维码
观看微动作视频演示

第一节　胃——仓廪之官，五味出焉

胃是人体的消化器官，上接食道，下通小肠。

胃在人体的胸骨剑突的下方，肚脐的上部，略偏左，其位于腹腔上部。胃腔又称胃脘，分为上、中、下三部：上部为上脘（包括贲门）；下部为下脘（包括幽门）；上下脘之间的部分是中脘。胃的上脘上接食道，下脘下通小肠，是食物出入胃腑的通道（图6为胃的结构简图）。

胃功能分为吸纳食物、分泌胃液、调和食物。

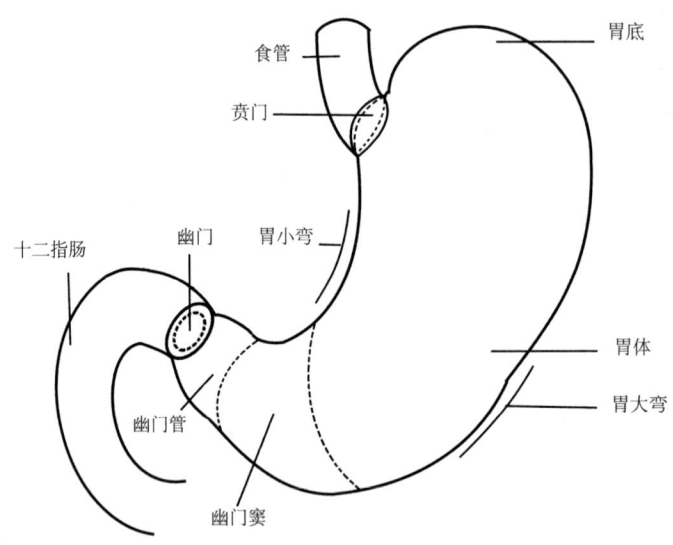

图6：胃的结构简图

食物进入胃腑后，胃会分泌大量的胃酸对食物进行腐蚀、溶化。胃对于不同种类食物的腐蚀、溶化及排空时间不尽相同。了解胃对于不同种类的食物排空的时间，有助于减轻胃的负担，使人体的消化系统得到有效地休息，从而更好地发挥其生理功能，降低相应病症地引发，使我们能够更好地消化食物来保健我们的身体。

胃对于白色肉类食物，如鱼类、鸡类，大概3.5小时排空一次；对于蔬菜水果类，一般3小时排空一次；对于混合型食物，一般4.5小时排空一次；而对于红色肉类，如牛肉、羊肉等，则需要更长时间才能排空一次。

不合理、不规律的饮食会增大胃的负担，胃内存有食物时就会不断地消化、分解、分泌，如胃内食物在未排空的前提下摄入大量食物，那么胃将无法得到休息。长此以往，容易出现肠胃消化功能下降，胃酸分泌混乱，胆汁分泌失常，进而引发一系列的病症。

比如当胃出现病症需要服用药物进行治疗时，如其内有大量的待消化的物质不能及时排空，最终使得药物无法准确达到目标器官，致使药效无法发挥其药效。更有甚者，因此认为所服用的药物剂量不够，没有达到预期效果，从而增加其摄入的药剂量，长此以往，会使得胃部胃酸过高，不可避免地导致胃黏膜、胃壁损伤或者溃疡。同时也可导致体质呈酸性的特征（西药的本性呈酸性），而酸性体质是最容易得慢性病的体质。

❖ 胃具有消化和自我保护的功能

1. 胃的消化功能

胃可产生胃液,而胃液具有很强的酸性,食物进入胃中很快就会被胃液消化掉。但胃液在消化食物的同时,也会造成一些胃壁细胞的死亡,对胃壁造成一定的损害。但这种损害只是暂时的,因为胃有很强的再生功能。

胃液主要是由胃蛋白酶(一种无害的消化酶)和盐酸(具有强腐蚀性)所组成。盐酸具有很强的腐蚀性,能轻而易举地损害胃的组织细胞。因此,对局部的保护滋养单纯依靠胃的再生能力和胃粘膜的保护作用是远远不够的,还需要我们养成规律的饮食习惯。

2. 胃的自我保护功能

在胃壁内覆盖有一层厚厚的上皮细胞——胃粘膜。它与胃液直接接触,起到保护胃内壁的作用,防止带有腐蚀性的胃液渗入到胃的内壁。胃粘膜所具有的这种特殊的保护作用,可使胃内壁免遭或只受到轻度的酸液侵蚀。同时在胃壁上皮细胞上面还覆盖着一层薄薄的碳水化合物——糖体层,它可以进一步加强对胃的保护。而在胃壁里层,也覆盖了一层由脂肪物质组成的,称为类脂体的物质,该物质具有很强的阻碍盐酸的氢离子和氯离子作用。但如果胃功能失常,胃酸分泌过多,则会导致胃部的损伤,即胃溃疡。严重的可导致胃穿孔。

❖ 中医中胃的生理功能

受纳与腐熟水谷，胃以降为和，与脾相表里。

"受纳"是接受和容纳的意思；"腐熟"是指食物经过胃的初步消化，形成食糜的意思。

胃受纳与腐熟水谷，是指食物入口后，经过食管，到达并容纳于胃。容纳于胃中的饮食水谷，经过胃的腐熟后，形成食糜下传于小肠以进行进一步的消化与吸收。胃的这一功能如发生障碍，可出现食欲缺乏、消化不良、胃部胀痛等症状。

胃的受纳腐熟水谷功能必须与脾的运化功能相配合，所以中医学将脾胃的这种消化吸收功能概括为"胃气"，胃气的盛衰有无，直接关系到人体的生命活动及其存亡。

若胃失和，则会影响食欲，并出现口臭、脘腹胀满疼痛等症状；而胃气上逆，则会出现嗳气打饱嗝吞酸、呃逆打嗝、恶心、呕吐等症状。

第二节 常见的胃病

❖ 胃的常见疾病

胃部疾病是现代人最易患的疾病，大多数人或多或少都会存在胃部的一些病症，胃病发病原因复杂，可由遗传导致、精神诱发、手术感染等诸多原因造成，属于发生在胃部的功能性或是器质性的疾病。以下是笔者归纳总结出的一些常见胃部疾病，以供读者对其发病机理有所了解。

1. 胃下垂

胃下垂是指胃小弯弧线的最低点降至髂嵴连线以下，即人在站立时，胃的下缘下达至盆腔。

轻度胃下垂患者并无过多症状，但中度或中度以上胃下垂患者常会出现消化不良、胃肠动力减弱等症状。

2. 慢性胃炎

慢性胃炎是一种常见的胃部疾病，其发病率居于胃部疾病之首。慢性胃炎是由不同病因引起的各种慢性胃黏膜炎症的病变。其中幽门螺杆菌（HP）感染是引起胃黏膜炎症的最常见病因。

慢性胃炎并无特异性病症，大多数病人常见有不同程度的消化不良症状，如食欲减退、餐后饱胀、反酸等。

3. 急性胃炎

多见于成人，系由各种外在和内在原因所引起的急性且具有广域性的胃黏膜急性炎症。病因多样，可由病毒和细菌感染、药物刺激等引发，其症状表现有：恶心、消化不良、腹痛、呕吐等。严重者可出现黑便、呕血及休克中毒等症状。

4. 胃癌

胃癌，居于我国各种恶性肿瘤首位，是常见的胃部肿瘤。其源于胃部疾病病变过程中，由易发生癌变的胃黏膜良性上皮组织发生病理变化所形成的恶性肿瘤。胃黏膜上皮组织的异型增生属于癌前的病变，根据其细胞的异型程度，可分为轻度、中度和重度三个阶段。

引发胃癌的病症因素很多，如不规律的生活习惯、遗传因素、精神因素、所处的环境因素及饮食习惯等，其癌变过程是一个多因素、多步骤、多阶段的发展过程。胃黏膜异形增生和肠上皮化生、慢性胃炎、胃息肉、长期幽门螺杆菌（HP）感染、手术后残胃等与胃癌的引发也具有一定的关系。

❖ **什么是幽门螺杆菌？**

幽门螺杆菌，简称"HP"，在胃粘膜上皮细胞表面常呈典型的螺旋状或弧形，是一种单极、多鞭毛、末端钝圆、螺旋形弯曲的细菌。长2.5~4.0μm，宽0.5~1.0μm。我国是HP的高发区，HP感染与慢性胃炎紧密相关，患有慢性胃病的病人因HP感染，可引发胃肠黏膜糜烂、溃疡、甚至穿孔，更容易引起癌变，严重地威胁我们的生命。

第三节　微锻炼，强健我们的胃

动作名称　循经养胃法

动作详解

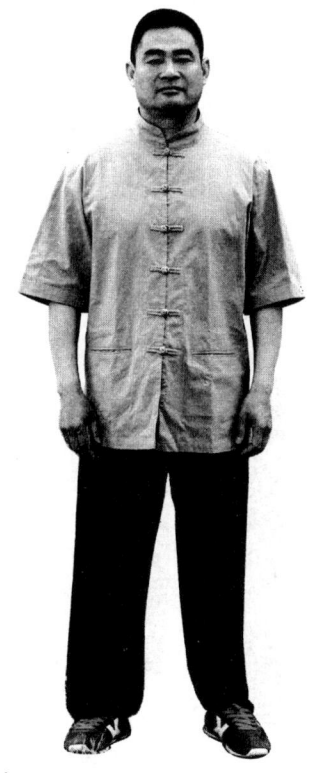

1 取站姿，双脚平行开立，略宽于肩，双手自然垂放于双腿两侧。

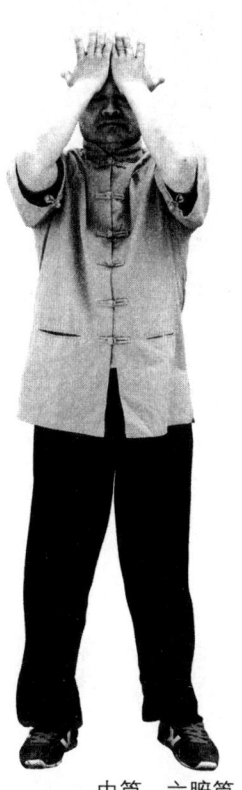

2 随吸气之势，两手手心向上由腹前自然抬起，两掌之间劳宫穴对准头维穴轻轻揉按至吸气尽。

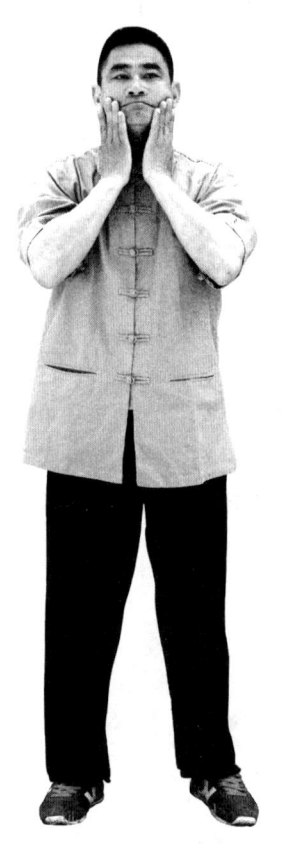

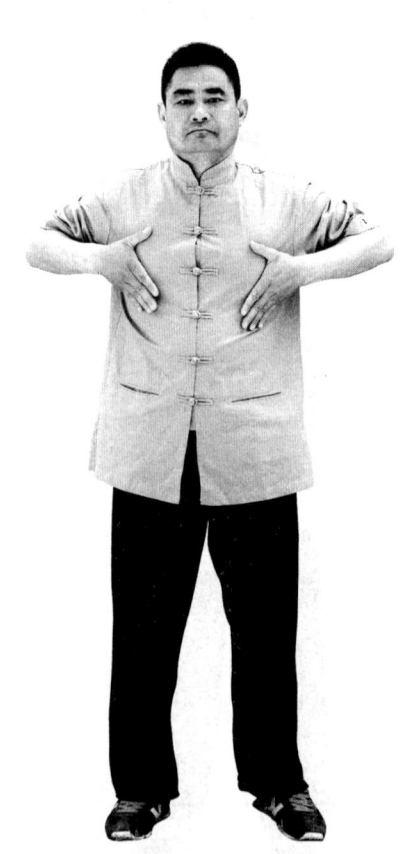

4 下行至胸部两手拇指尖相对，劳宫穴按在乳中穴上，指尖向下，两拇指相对应。

3 随呼气之势两手经面部向下抚摸，中指经胃经之首穴承泣，五指舒开抚平于面如擦脸之形。

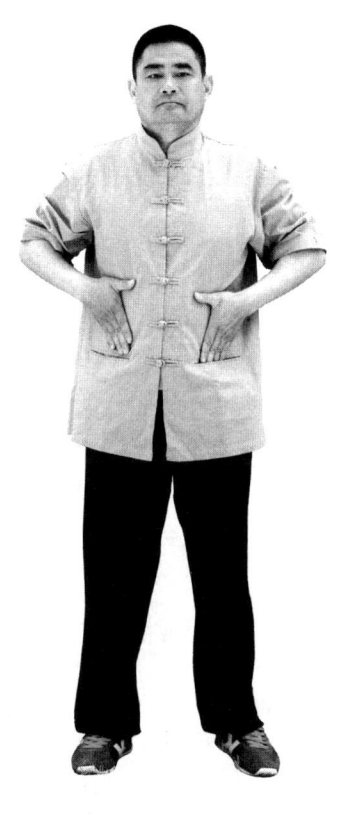

5 下行推至小腹处（经乳中，走天枢、水道、归来而下气街穴，呼吸循阳明胃经而下至足次趾之历兑穴），后双手自然垂落，同时脚趾连续做抓地放松的动作。该动作可连做7次，**但最多不可超过35次**。

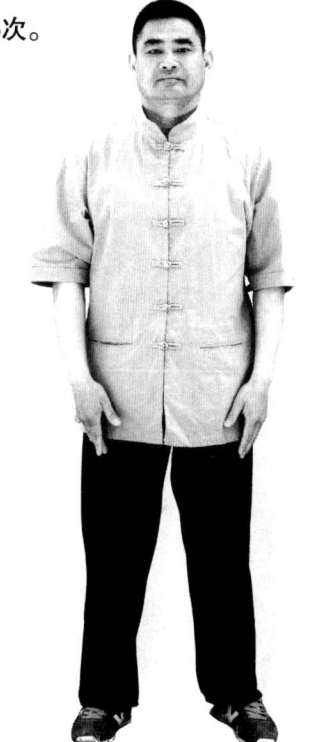

动作出处及依据：《黄帝内经》

疗效作用：

　　循经养胃法的动作可以消胃部胀满、增进食欲、缓解胸间郁闷，对缓解绕脐腹痛、腹泻、肠鸣、腹胀、便秘等有一定的辅助作用。

动作名称　**展伸疏引法**

动作详解

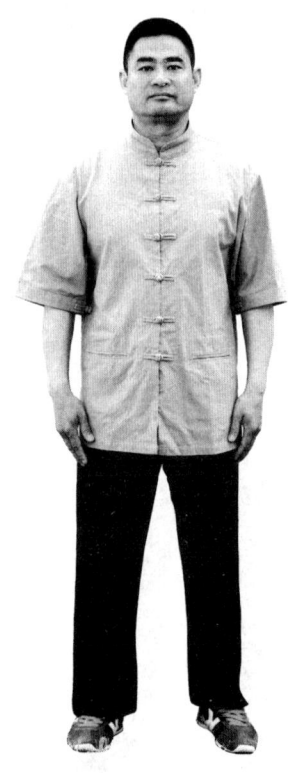

1 取自然站姿，两腿分开同肩宽，两臂自然下垂。

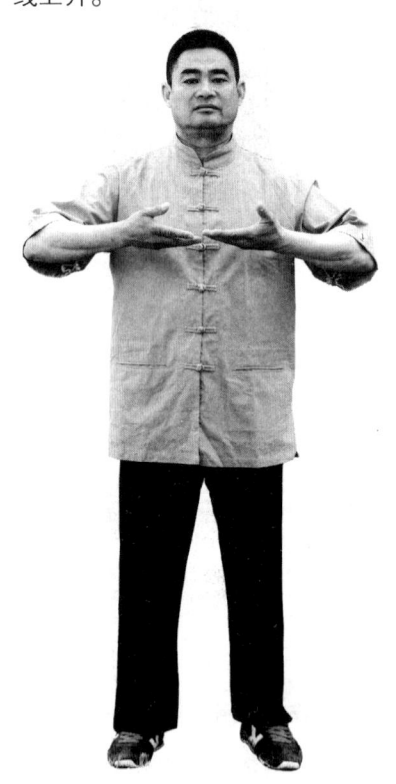

2 双手平端腹下，手心向上，随着慢慢吸气，手缓缓沿腹胸中线上升。

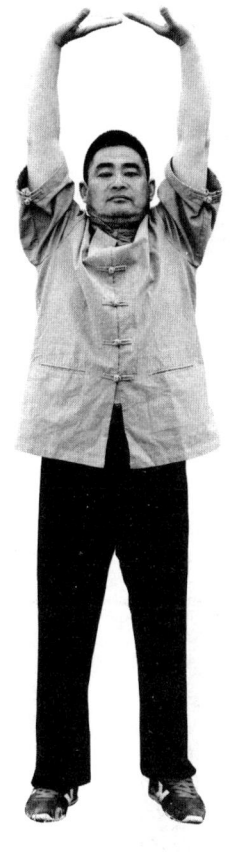

3 上升至头顶，双手开始翻掌，中指相对向上拉伸。

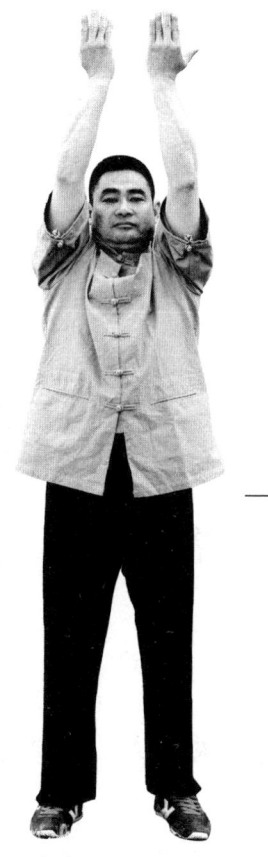

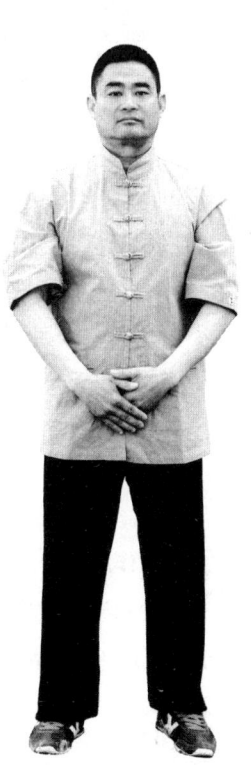

4 缓缓反掌，掌心向后，小鱼际（手掌外侧缘由一组肌群构成稍隆起的部位）相对，随呼气缓慢下垂，自然下落至下丹田。

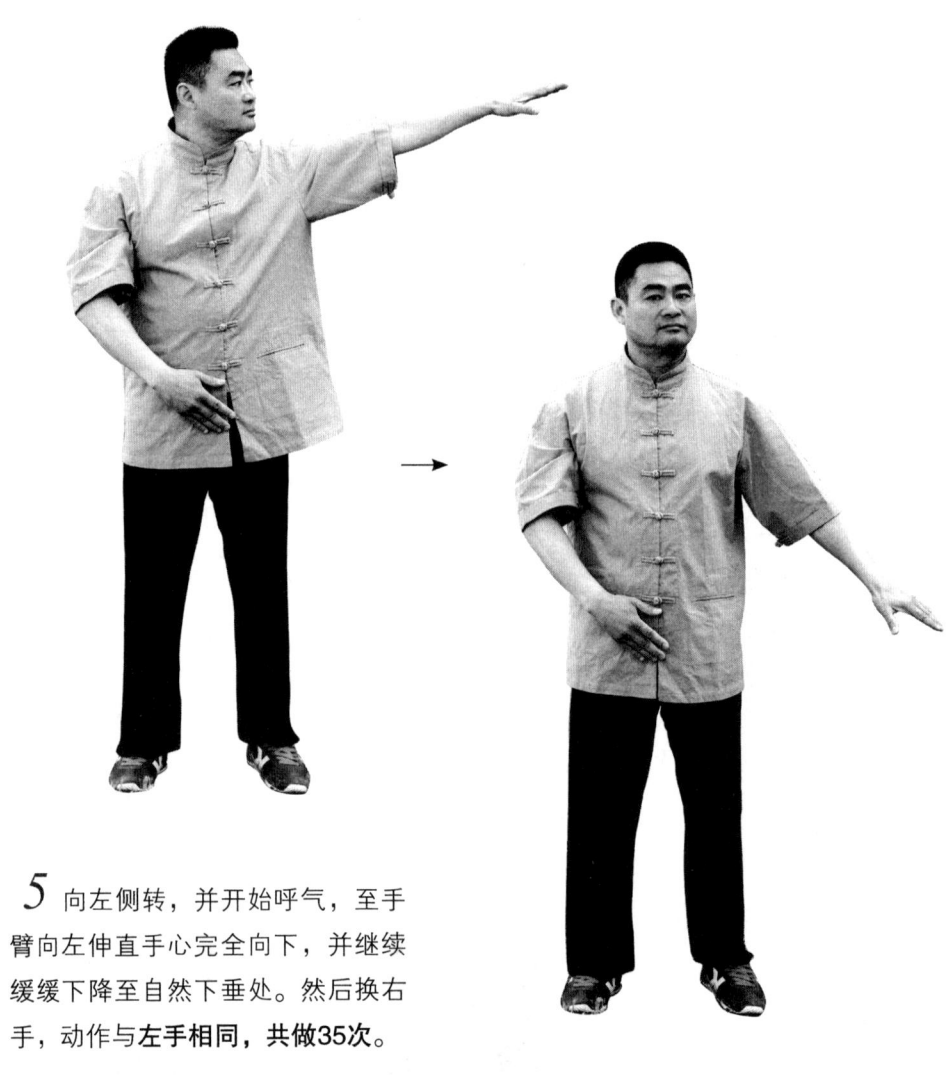

5 向左侧转,并开始呼气,至手臂向左伸直手心完全向下,并继续缓缓下降至自然下垂处。然后换右手,动作与左手相同,共做35次。

动作出处及依据:《八段锦》

疗效作用:

展伸疏引法动作,能够调理肠胃、增加胃动力、促消化、强健脾胃,可用于辅助调理食欲缺乏、消化不良、腹部隐痛、腹泻、便秘、反酸及身体乏力等症状。

第四节　养胃的诀窍

❖ 防范胃病，我们要做些什么？

胃病现已成为当下患病率最高的疾病，其病症表现多样化，多为不规律的饮食习惯导致，现针对胃病的防治进行简单地阐述，希望对大家能有所帮助。

1. 养成饮食规律化的习惯

规律、健康的饮食应该做到定时定量，合理地营养搭配，对于刺激性食物（过酸、过辣等）及生冷不易消化的食物应尽量减少或避免摄入。进食过程中要细嚼慢咽，使食物充分与唾液混合，有利于消化和减少胃部的刺激，同时不要暴饮暴食。

对于胃病患者，更应尽量做到定时进餐，可采用多餐少食的方式，用以减轻胃的负担，胃中经常存有少量食物，以中和胃内过多的胃酸。对于患有严重胃病的病人，建议食用营养丰富、易于消化的松软食品（如粥、面、牛奶等），还可多吃点蜂蜜，因为蜂蜜有抑制胃酸分泌、促进溃疡愈合的功能。

2. 不要吞咽口腔、咽喉带菌分泌物

不要将痰液、鼻涕等带菌分泌物吞咽入胃中，特别是患有口咽部感染症状时，其行为可诱发慢性胃炎。

3. 戒烟限酒

烟草中含有促使胃酸分泌增加的有害成分，会对胃粘膜产生有害地刺激。过量吸烟还会引起胆汁的反流，伤害巨大。而长期饮用烈性酒或过量饮酒都可能导致胃粘膜充血、出现水肿、甚至糜烂的症状，会使慢性胃炎的发病率提高。因此应戒烟限酒。

4. 减少服用对胃有刺激性的药物

长期服用对胃粘膜有刺激性的药物可造成胃粘膜损伤而出现炎症或溃疡。

5. 保持情绪愉悦和精神放松

过度的精神刺激及情绪波动，如长期紧张、悲伤、忧郁等，会促使迷走神经功能紊乱，引发大脑皮层的功能失调，从而直接导致胃壁血管痉挛性收缩，进而诱发胃炎、胃溃疡等病症。因此在日常生活中，要时刻保持情绪的愉悦和精神的放松。

❖ 防治胃病，我们要吃些什么？

1. 少食油炸食物

油炸食物不易消化，且会加重消化道负担，引起消化不良。同时还会导致血脂增高，危害健康。

2. 少食腌制食物

此类食物中含有过多盐分，经过微生物等可还原为亚硝酸盐，而亚硝酸盐与人体内的胺类物质结合可生成亚硝胺这种可致癌物，因此不宜多吃。

3. 少食生冷及刺激性食物

此类食物对消化道黏膜具有较强的刺激作用，容易引起腹泻或消化道炎症。

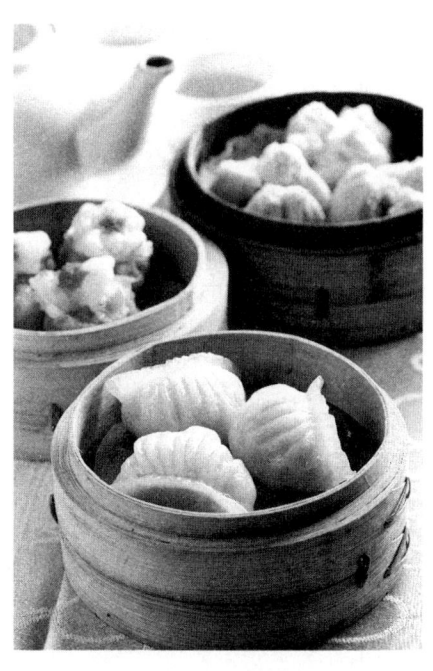

4. 养成规律饮食习惯

要养成每餐食量适度，每日三餐定时，时间一到就应主动进食，避免过饥或过饱。定时定量，有规律地进餐，有助于消化腺分泌，更利于人体消化吸收。

5. 合理安排饮水时间

用餐时及餐后立即饮水，会稀释胃液，影响胃对食物的消化。最佳的饮水时间应是晨起后空腹饮用一杯温水，以及在进餐前一小时左右饮用。

6. 进食时要细嚼慢咽

对食物充分咀嚼次数愈多，口腔分泌的唾液与食物地融合愈加充分，食物进入胃以后越可以减轻胃肠消化负担。

7. 多食用富含维生素C的食物

维生素C对胃有保护作用，保持胃液中正常的维生素C的含量，能有效保护胃部和增强胃的抗病能力。因此，要多吃富含维生素C的蔬菜和水果。

❖ 针对胃病症状，我们应怎么吃？

现代社会患胃病的病患人群逐年攀升，现列举一些针对胃病症状的健康饮食原则，供大家参考。

1. 胃溃疡

（1）注意定时定量，多餐少食（每日约5~6餐），避免过饥过饱，并选用营养价值高且易消化的具有护胃滋养的食物。

（2）烹调方法：宜用蒸、煮、氽、烩等烹调方法。

（3）避免食用过甜、过酸、过冷、过热及辛辣等刺激性食物，忌食粗纤维较多、不易消化的食物。

2. 浅表性胃炎

（1）注意定时定量，多餐少食（每日约5~6餐），可食用奶油和黄油（可抑制胃酸分泌）、苏打饼干、多碱馒头、无糖牛奶等。

（2）烹调方法：宜用蒸、煮、氽、烩等烹调方法，忌用煎、炸、烹、溜及生拌的食物。

（3）避免饮用咖啡、浓茶、烈酒及食用过辣、过酸、过甜的食物，忌食粗纤维多的蔬菜。

3. 萎缩性胃炎

（1）注意定时定量，多餐少食（每日约5~6餐），选择易消化的食物。

（2）宜进食新鲜绿叶蔬菜、富含优质蛋白质及铁丰富的食物以及浓肉汤有助于胃液分泌。

（3）避免食用含碱多的面条、馒头以及奶油、黄油等能中和胃酸分泌的食物。

❖ 小贴士：养胃小秘诀

1. 早吃好，中吃饱，晚吃少

多餐少食，饭只吃七份饱，切忌暴饮暴食，并养成"早吃好，中吃饱，晚吃少"的规律饮食习惯。

2. 少食刺激性食物

多吃素菜和粗纤维食品，减少辛辣、油炸、烟熏食物的进食；减少过酸、过冷等刺激强烈的食物摄入。少饮或不饮酒，少饮浓茶、咖啡等。

3. 积极食疗及按摩保健

在当令时节，食用羊肉等温热食物用以温补养胃。对于患有胃寒病症的病人亦可进食；多食用大蒜，可起到消毒杀菌及帮助消除炎症的作用。

建议：银耳、红枣、枸杞、核桃等亦可适量食用。

另外，饭后、睡前可以搓热双手以肚脐为中心顺时针环摩，完毕搓热双手按摩小腹。可消除肠胃胀满之感，提高胃动力，促进胃消化，同时对胃起到温阳的作用。

第七章 "小肠"之受盛化物

小肠位于腹中,是食物消化吸收的主要场所,上端接幽门与胃相通,下端经阑门与大肠相连,全长约3～5米,依据其形态和结构变化分为十二指肠、空肠和回肠三部分。

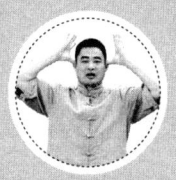

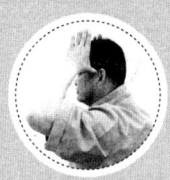

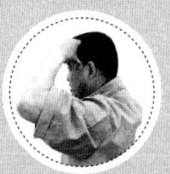

手机扫描二维码
观看微动作视频演示

第一节 小肠——受盛之官，化物出焉

小肠位于腹中，是食物消化吸收的主要场所，上端接幽门与胃相通，下端经阑门与大肠相连，全长约3～5米，依据其形态和结构变化分为十二指肠、空肠和回肠三部分。

食物经过小肠内胰液、胆汁和小肠液的化学性消化，小肠运动的机械性消化作用后，被分解为可吸收的小分子物质，并经小肠黏膜吸收。

❖ **小肠的运动形式及作用**

小肠的运动分为：紧张性收缩、分节运动及蠕动。

1. 紧张性收缩

紧张性收缩是小肠其他运动形式有效进行的基础，使肠腔内保持一定压力并使小肠在腹腔内保持一定的形状和位置，有利于对食物的消化和吸收。

当小肠紧张性降低时，肠壁压力小，小肠内的食糜与消化液混合不充分，则消化过程推进缓慢。反之，当小肠紧张性升高时，小肠内的食糜与小肠液混合充分，则消化过程的推进加快。

2. 分节运动

小肠分节运动是一种以环行肌为主的节律性收缩和舒张运动，作用是使食糜与消化液充分混合，增加食糜与肠黏膜接触，有助于消化和吸收。

3. 蠕动

小肠蠕动通常重叠在节律性分节运动上，两者经常并存，作用是将食糜前端推送到一个新肠段，以便开始新的分节运动。小肠蠕动的速度很慢，通常每次蠕动只把食糜推进一段很短的距离后即消失。但小肠还有一种传播速度很快、距离较远地蠕动，称为蠕动冲。它可把食糜从小肠始端一直推送到小肠末端甚至还可推送至大肠。

而在十二指肠与回肠末端，时常还会出现与蠕动方向相反的逆蠕动，食糜可以在这两段内来回移动，这种逆蠕动有利于食糜的充分消化和吸收。

❖ 西医中小肠的功能

1. 吸收功能

小肠是消化管中最长的部分，是吸收的主要器官，而小肠绒毛则是吸收营养物质的主要部位。小肠内的营养物质在经过这些膜时被吸收，这个吸收的过程包括自由扩散、协助扩散、主动运输、胞吐和胞吞等。

2. 消化功能

小肠通过其肠壁肠腺分泌肠液进入小肠腔内，而胰腺分泌的胰液、肝脏分泌的胆汁,也通过导管进入肠腔内。这些消化液促使食糜变成乳状,再经消化液中各种酶的作用,使食糜中的脂肪最终分解为甘油和脂肪酸、淀粉最终分解为葡萄糖,蛋白质最终分解为氨基酸,其中各种营养成分都被小肠绒毛内的毛细血管吸收,直接进入血液,而食物残渣、部分水分和无机盐等则借助小肠和蠕动被推入大肠。不能消化的食物残渣与水在大肠中混合成粪便,经由肛门排出体外。

3. 分泌功能

小肠的分泌功能主要是由小肠壁黏膜内的腺体(十二指肠腺和肠腺)完成,并分泌出小肠液。小肠液的作用主要是进一步分解糖、脂肪、蛋白质,使它们成为可吸收的物质。

❖ 中医:小肠的"受盛化物"与"泌别清浊"

这是小肠的两大生理功能。"受盛",即接受之意;"化物",即消化吸收之意。当小肠接受胃腑下传的经初步消化的食物时,其起到受盛容器的作用;然后经初步消化的食物在小肠内进行进一步消化,将水谷"化物"为精微和糟粕。

"泌",即分别之意;"清",即水谷精微;"浊",即指食物中的糟粕。"泌别清浊"是指小肠在对初步消化的食物进行进一步消化的同时,随之所进行的将精微与糟粕进行分清的功能。

第二节 小肠常见病

小肠类疾病，常见的有小肠疝气、肠梗阻、消化吸收不良综合征、肠肿瘤等。

1. 小肠疝气

疝气是指人体组织或器官一部分离开原来部位，通过人体间隙薄弱或缺损部位进入另一部位。小肠疝气是一种常见的多发病，其症状最主要的是在腹股沟区，可出现或摸到肿块。

小肠疝气病症的引发分为先天性及后天性，先天性多为腹膜鞘状突未闭、腹内斜肌下缘高位等。后天性多由外伤、炎症、感染等腹内压力增高、手术切口或引流口愈合不良、慢性咳嗽、慢性便秘、晚期妊娠、腹水、举重及腹内肿瘤等引发。

小肠疝气不及时救治会影响正常人的发育及生育、诱发其他疾病、影响消化系统的正常生理功能、严重的会对生命造成威胁。

2. 消化吸收不良综合征

消化吸收不良综合征是由多种原因引起的小肠消化、吸收功能减弱，以至于营养物质从粪便中排除无法被小肠吸收，从而导致营养缺乏的临床综合征。患者多有四肢末梢感觉异常、人体消瘦、腹部轻压有痛感，并出现水肿、舌头溃疡等症状。

3. 肠梗阻

肠梗阻是指由多种原因引发的肠道通过障碍而使得肠道及全身的病理变化，是种常见的外科急腹症，可发生在任何年龄。肠梗阻表现为呕吐腹胀、阵发性腹部绞痛及肛门不排气不排便。

第三节　如何锻炼我们的小肠

动作名称　揉按听宫穴

动作详解

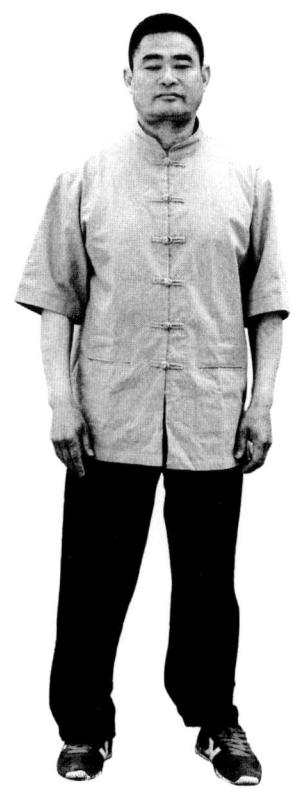

1 站姿，坐姿都可。

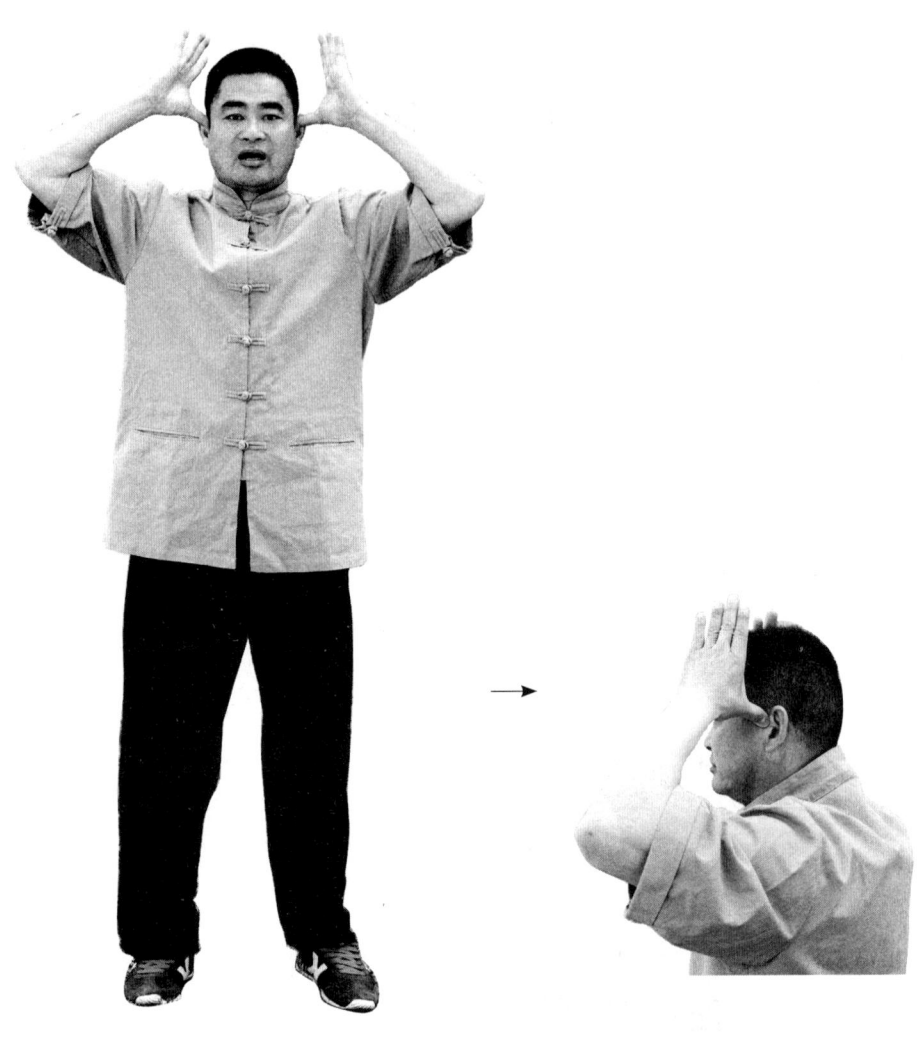

2 双手大拇指按压在听宫穴上。

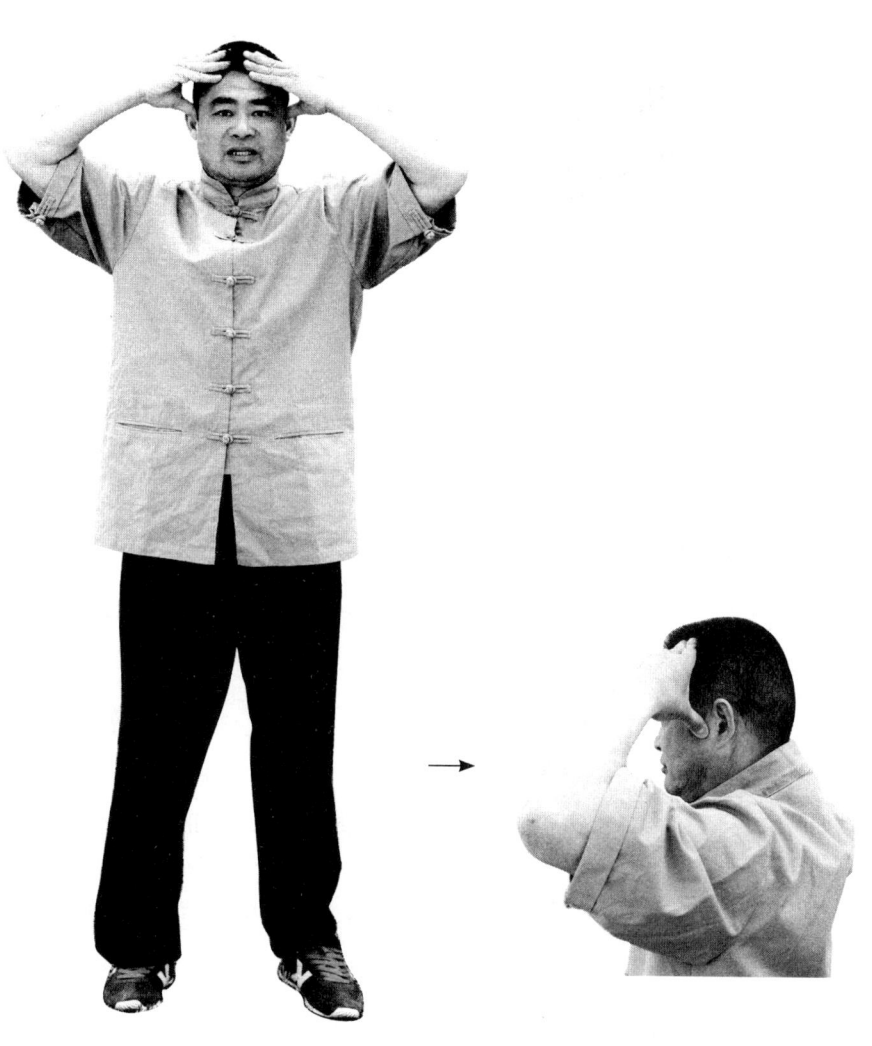

3 其余手指自然放在前额，作为支撑力。

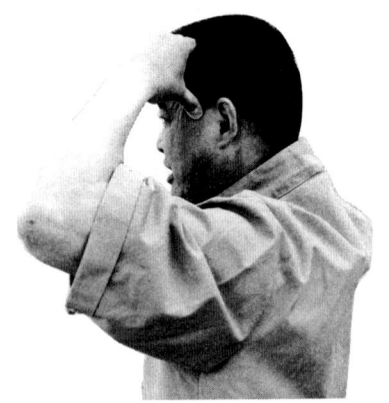

4 吸气，双手拇指向上推至太阳穴，轻揉。

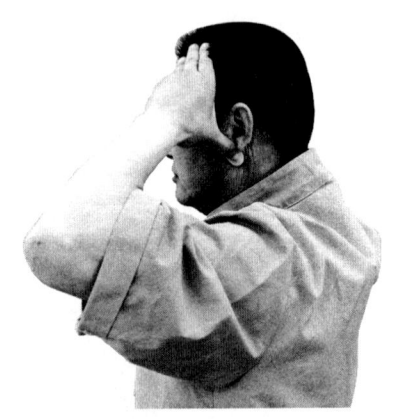

5 呼气，双手拇指向下推揉至耳垂处。一呼一吸间，连续动作6至64次。推揉时，双耳内有轰鸣发热感觉。

动作出处及依据：《黄帝内经》

疗效作用：

揉按听宫穴具有清热、安神、通络止痛的功效，对调理耳鸣、耳聋及牙痛等疾患有一定的辅助作用。

动作名称　**推拿脘腹**

动作详解

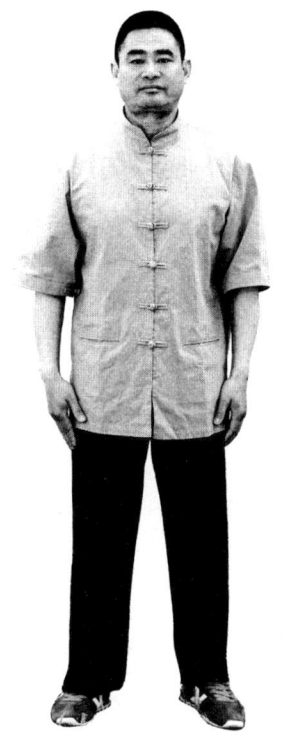

1 两脚分开平行站立，略宽于肩。

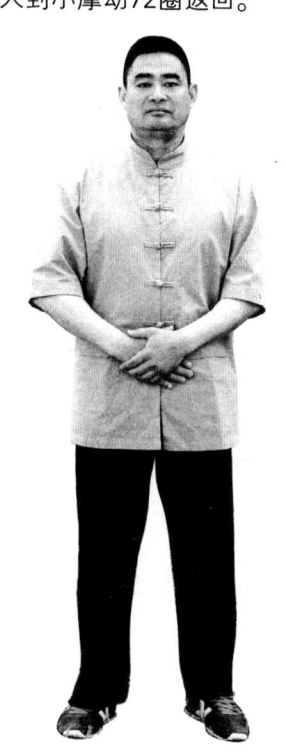

2 双手叠掌，以脐为圆心，先从小到大做圆形摩腹动作72次后，再从大到小摩动72圈返回。

动作出处及依据：《黄帝内经》

疗效作用：

推拿脘腹，能促进脾胃运化功能，调理脾胃、顺气通络、消积化滞。对调理腹胀、腹痛、呕吐、肠鸣、消化不良、头痛失眠及便秘等症状具有明显功效。

第四节　保护小肠，午餐要吃好

现在很多人对于午餐不够重视，**但是午餐对小肠特别重要**！午餐一定要吃得营养、吃得健康，这样才能使我们小肠的生理功能充分激发。因此午餐要求食物暖软，不要吃生冷坚硬的食物，以免增加小肠的负担，影响其他消化器官的生理功能。

❖ 午餐最宜摄入的食物

1. 蛋白质和胆碱含量高的食物

如肉类、鱼类、禽蛋和大豆制品等食物，这类食物中含有的优质高蛋白可使血液中酪氨酸增加，使头脑保持敏锐清明。

2. 脂肪含量低的食物

如鲜果或果汁、牛奶、豆浆等，可使人的大脑反应灵活，思维敏捷。

❖ 午餐最忌多食的食物

1. 碳水化合物含量高的食物

如米饭、面条、面包和甜点心等食物，这类食物富含糖和淀粉，过多食用会使人感觉疲倦，精力难以集中。

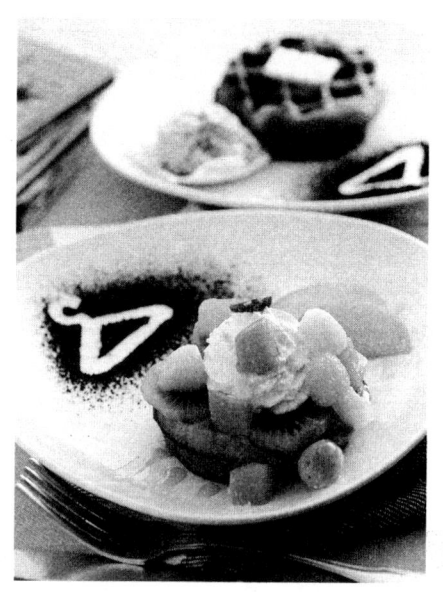

2. 方便面、西式快餐

这类食物中营养含量极低，不利于营养的吸收与补充。

❖ 余大夫贴心提示

未时——小肠经当令

未时（13：00～15：00），这段时间小肠经最旺盛，所以午餐一定要吃得营养与丰富，这样才更利于小肠"泌别清浊"，及对营养物质的更好吸收。

第八章 「大肠」之传道

大肠是对人体摄入的食物残渣中的水液进行吸收，并将食物残渣（自身）形成的粪便排出体外的脏器，分为盲肠、阑尾、结肠、直肠和肛管。

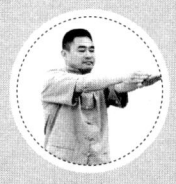

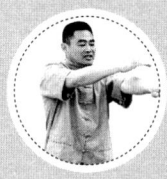

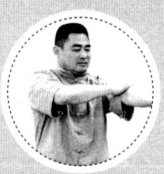

手机扫描二维码
观看微动作视频演示

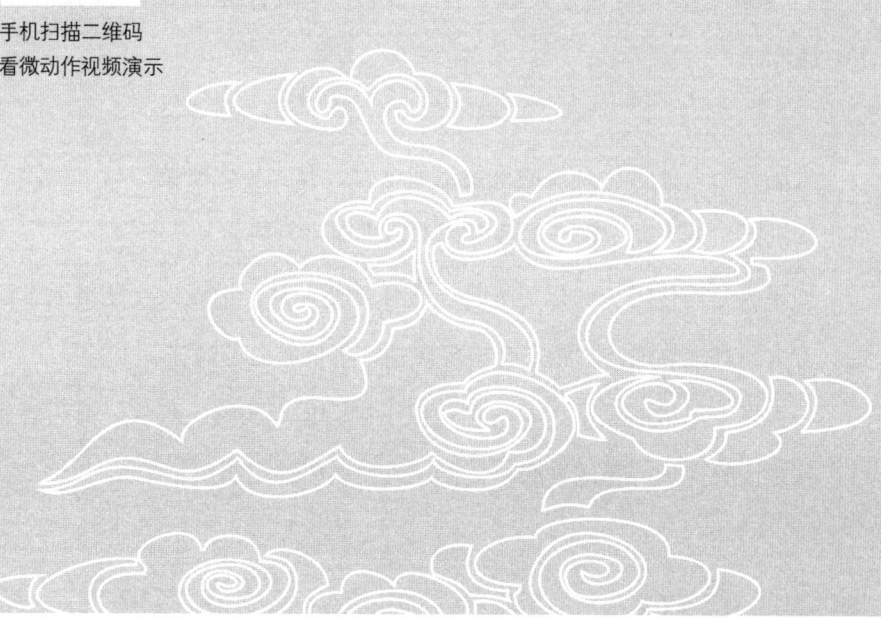

第一节 大肠——传道之官，变化出焉

大肠是对人体摄入的食物残渣中的水液进行吸收，并将食物残渣（自身）形成的粪便排出体外的脏器，分为盲肠、阑尾、结肠、直肠和肛管。

大肠是人体消化系统的重要组成部分，居于腹中，上口在阑门处接小肠，下端连接肛门。大肠也是一个官腔性器官，呈回环叠积之状，主要有传化糟粕与主津的生理机能。大肠在外形上与小肠有明显的不同，大肠口径较粗，肠壁较薄，盲肠和结肠还具有三种特征性结构。

1. 在肠表面，沿着肠的综轴有结肠带，由肠壁纵行肌增厚形成；
2. 由肠壁上的横沟隔成囊状的结肠袋；
3. 在结肠带附近由于浆膜下脂肪聚集，形成许多大小不等的脂肪突起称肠脂垂。

大肠作为人体消化系统的重要组成器官，其"传化糟粕"与"主津"的生理机能如果失调，则会导致身体不适进而引发病症。

如果大肠传化糟粕的机能失常，会使排便异常，出现大便秘结或者泄泻。若大肠有湿热郁结，则还会出现腹痛、下痢脓血等病症。

如大肠主津机能失常，水与糟粕俱下则会出现肠鸣、腹痛、泄泻等病症，若是大肠实热，肠道失润，又会导致大便秘结不通。

第二节 常见的大肠疾病

大肠的健康与我们的日常生活关系密切不容忽视，以下介绍几种常见的大肠疾病，以供大家了解其形成的病因及症状。

❖ **阑尾炎**

阑尾炎是外科常见疾病，是由多种因素而形成的炎症性改变。通常分为急性阑尾炎和慢性阑尾炎。

急性阑尾炎的主要病症特征为腹痛，初期表现为中上部腹部或肚脐周围疼痛，数小时后转移至右下腹。单纯性阑尾炎可能会伴有恶心、呕吐及排便次数增多等胃肠道症状。在此过程中还伴有低热情况，如果尾坏疽、穿孔或已并发腹膜炎，则会出现高烧。急性阑尾炎会导致腹部压痛和反跳痛，腹肌紧张。在早期，尤其是阑尾腔有梗阻时，右下腹还会出现皮肤过敏的现象。

慢性阑尾炎，指的是阑尾急性炎症消退后所遗留的阑尾慢性炎症病变，其分为原发性和继发性两种。其中原发性慢性阑尾炎病症发展缓慢、持续时间较长；而继发性慢性阑尾炎则是在首次急性阑尾炎经非手术治愈或自行缓解后，还遗留其临床病症，病程中反复急性发作，久治不愈。其临床上有腹部疼痛、胃肠道反应、腹部出现压痛感等症状。

❖ **慢性肠炎**

慢性肠炎泛指肠道的慢性炎症性疾病，由病毒、细菌、霉菌、原虫等微生物感染及过敏等原因造成。临床表现为长期慢性消化不良、腹泻及腹痛反复发作等症状，严重情况可出现黏液便或水样便的情况。

❖ **盲肠炎**

盲肠炎是由病毒寄生虫、创伤或开刀后粪便滞留等原因所导致的，或是因阑尾在盲肠出口受阻从而出现细菌感染所引发的病症，症状多为食欲差、恶心、呕吐、腹痛。常见为腹痛、闷痛，由上腹开始逐渐转为右下腹，腹痛过程中多伴有发烧症状。

❖ **结肠炎**

结肠炎（又称非特异性溃疡性结肠炎）是由多种原因引起的结肠炎症性病变，主要症状为腹痛、腹泻、排血便、黏液便、多日不便、消瘦乏力、反复发作等症状。其发病原因与遗传因素、精神因素及自身的免疫反应有关。

❖ **十二指肠溃疡**

十二指肠溃疡好发于气候变化较大的冬春两季,是消化性溃疡中的常见类型。病因与遗传基因、幽门螺旋杆菌感染、胃酸分泌异常、十二指肠黏膜防御机制减弱、生活及饮食不规律、精神心理因素及吸烟饮酒等密切相关。

十二指肠溃疡临床病症主要表现为上腹部疼痛(灼痛、胀痛、剧痛等)或仅在饥饿时隐痛不适,并发症主要有穿孔、梗阻和出血。

对于十二指肠溃疡的治疗主要采用使用抑制胃酸分泌、促进肠动力的药物,根除幽门螺旋杆菌进行症状控制,促进溃疡愈合避免并发症及复发。针对出现并发症的状况,建议采取手术治疗的方式。

❖ **胃肠神经官能症**

胃肠神经官能症又称胃肠道功能紊乱,是一组胃肠综合征的总称。其主要由饮食不规律、精神因素及消化不良、胃炎、溃疡等病理性原因导致。精神因素为本病发生的主要诱因。患有该病症易引发严重的营养不良及神经性厌食症。

第三节 微锻炼，提升大肠的功能

动作名称 **拍打大肠经**

动作详解

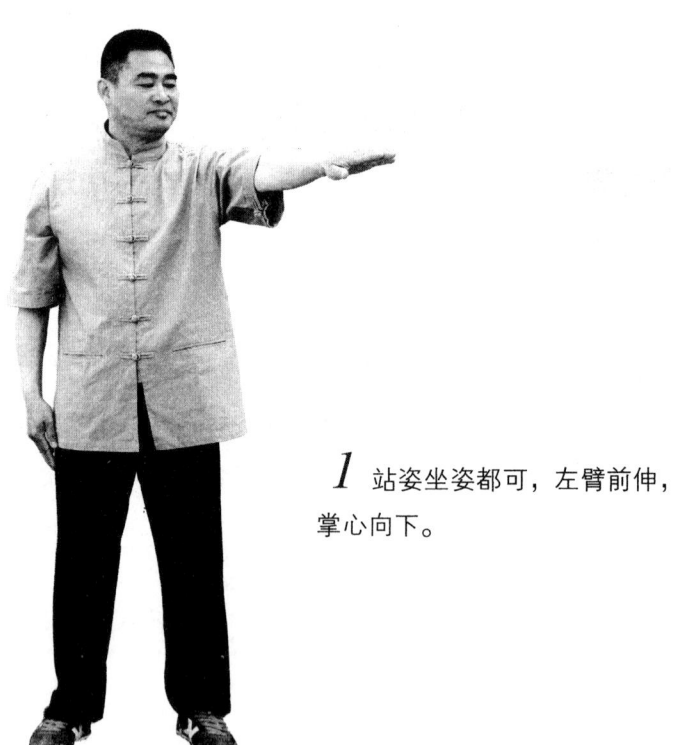

1 站姿坐姿都可，左臂前伸，掌心向下。

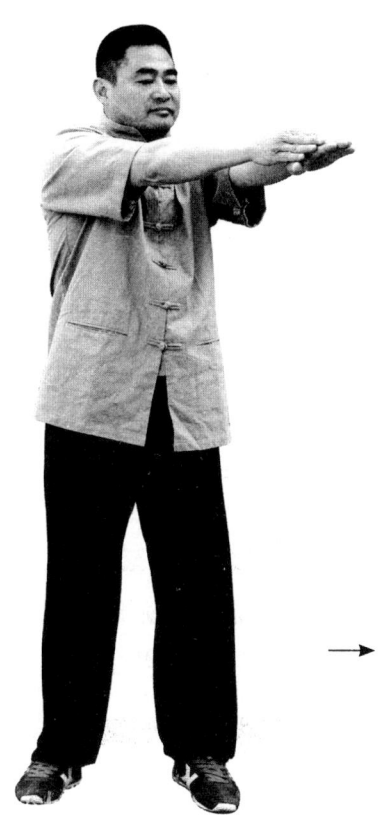

2 由食指桡侧端(商阳穴),经手背沿手臂外侧进行拍打。

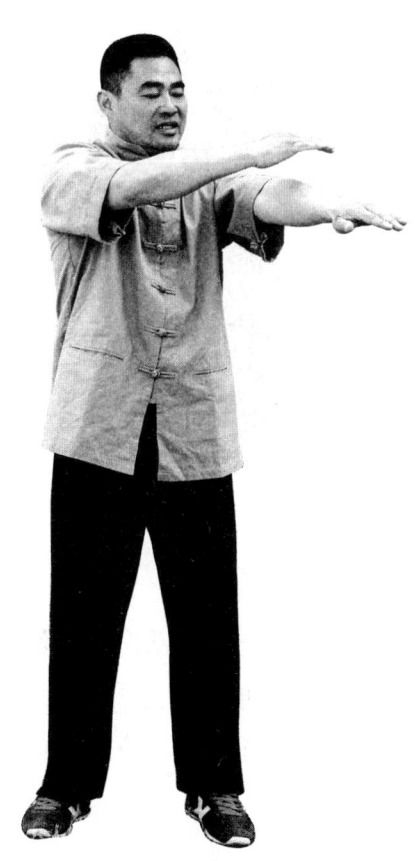

中篇 六腑篇

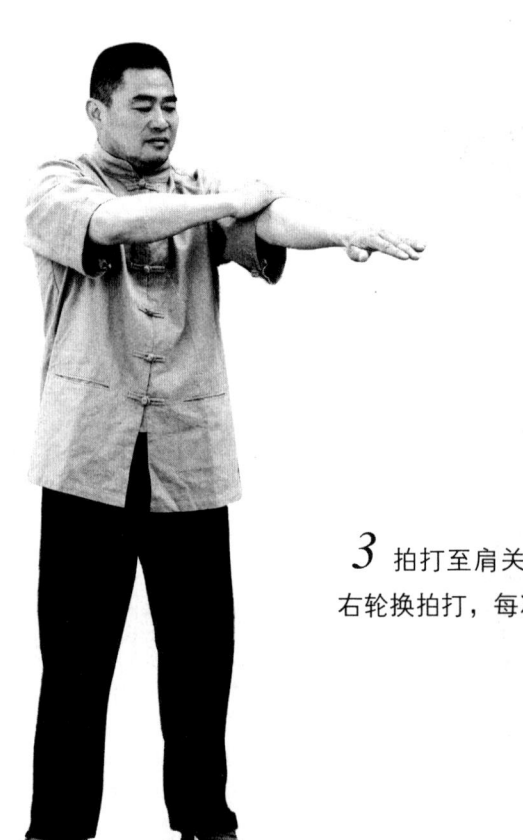

3 拍打至肩关节前缘。左右轮换拍打，每次30秒。

动作出处及依据：《黄帝内经》

疗效作用：
　　拍打大肠经能够利肠通便、调节肠胃，对缓解便秘、祛湿止泻具有一定的功效。

动作名称 **大肠推拿**

动作详解

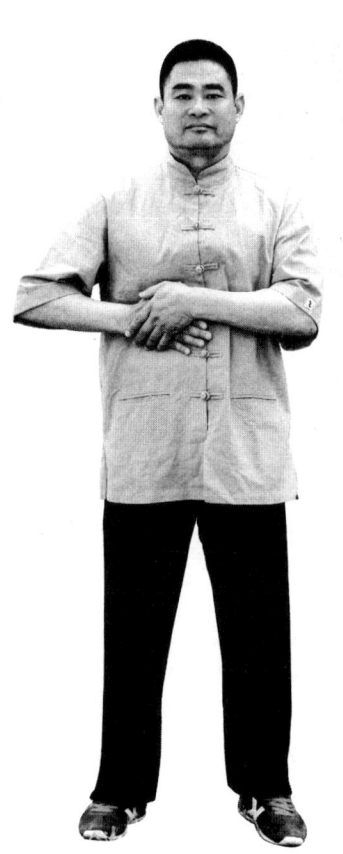

2 双掌由右下腹推至十二肋下。

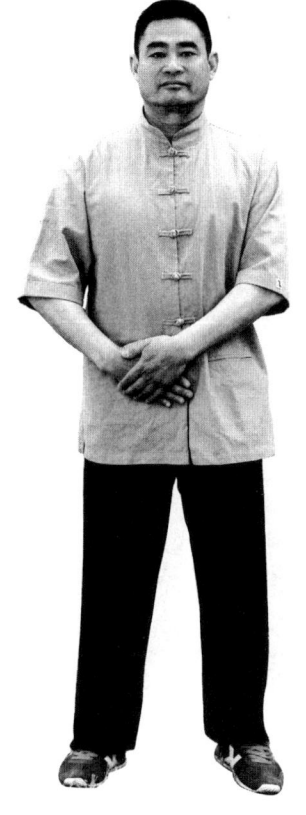

1 双掌叠掌，沿右下腹上行。

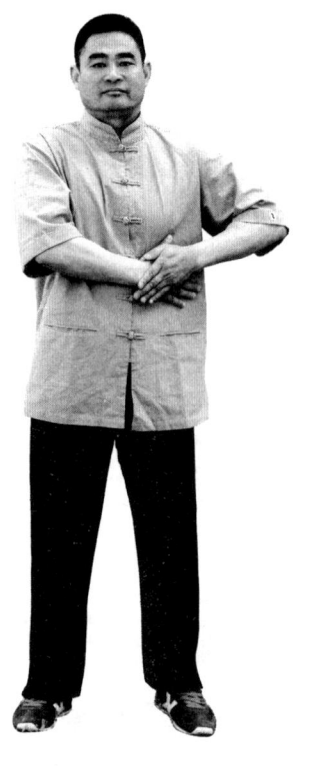

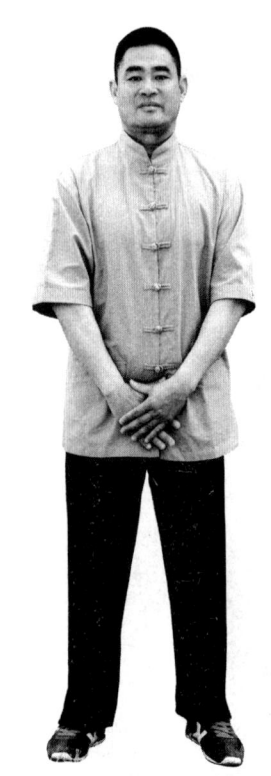

4 双掌由腹中线继续下推至下丹田。

3 双掌由十二肋横推至右肋下行,继续推至左下腹,横推至腹中线。

动作出处及依据:《黄帝内经》

疗效作用:

　　大肠推拿具有清热解毒、开窍醒神、散风消肿、利肠通便及通调气血的功效。

第四节 肠道健康从今天开始

❖ **肠道健康，我们要做些什么？**

1. 多饮水减少肠道毒素吸收

多饮水可溶解体内水溶性的毒素，减少毒素的吸收，缩短粪便在大肠肠道停留的时间，促进新陈代谢。

建议每天清晨空腹喝一杯温开水，能起到降低血液黏度、预防心脑血管疾病的作用。

2. 多食用素食减轻大肠负担

食用过多的油腻或刺激性食物，在新陈代谢中会产生大量毒素，造成肠胃的巨大负担，因此多食用素食，可减轻大肠的负担。

3. 少食市场上加工后食品

市场上经过加工后的食品（速食品、饮料和袋封食品等），其中含有较多防腐剂、色素，会增加体内毒素堆积，应多食用新鲜的有机食品。

❖ 润肠排毒的食物有哪些?

1. 胡萝卜可增强肠道蠕动

胡萝卜富含糖类、脂肪、挥发油、胡萝卜素、维生素A、维生素B_1、维生素B_2、花青素、钙、铁等营养成分。其含有植物纤维，吸水性强，可加强肠道的蠕动，具有通便防癌的功效。

2. 葡萄有润肠功效

葡萄富含有矿物质钙、钾、磷、铁以及多种维生素B_1、维生素B_2、维生素B_6、维生素C和维生素P等还含有多种人体所需的氨基酸，具有补气血、益肝肾、生津液、利小便的功效。

3. 无花果清肠胃

无花果含有机酸和多种酶，具有消肿解毒，健胃清肠，治疗肠炎、痢疾、便秘、痔疮等功效。

4. 黑木耳能治肠风痔血

黑木耳富含蛋白质、脂肪、碳水化合物、粗纤维、钙、磷、铁以及维生素B_1、维生素B_2等。黑木耳具有补气血、润肺益胃、润燥利肠及治疗血痢、肠风痔血、便秘等功效。经常食用还可以有效清除体内污染物质。

5. 猪血能除尘

猪血富含维生素B_2、维生素C、蛋白质、铁、磷、钙、维生素B_3等营养成分。猪血中的血浆蛋白被消化液中的酶分解后,产生一种解毒和润肠的物质,能与侵入人体内的粉尘和金属微粒反应,转化为人体不易吸收的物质,直接排出体外,有除尘、清肠、通便的作用。

6. 糙米治疗便秘

糙米是稻谷脱去外保护皮层稻壳后的颖果,内保护皮层(果皮、种皮、珠心层)完好的稻米籽粒。与普通精致白米相比,糙米的维生素、矿物质与膳食纤维含量更丰富。糙米具有治疗便秘,净化血液的功效。

第九章 「胆」者，中精之府

胆，人体内脏器官，呈囊形，与肝相连，它的主要功能为贮存和排泄胆汁，并参与食物的消化。是人体六腑之一。

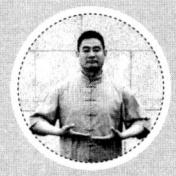

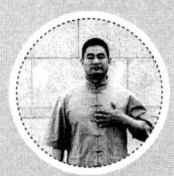

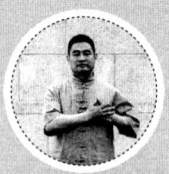

手机扫描二维码
观看微动作视频演示

第一节 胆——中正之官,决断出焉

胆,人体内脏器官,呈囊形,与肝相连,它的主要功能为贮存和排泄胆汁,并参与食物的消化。是人体六腑之一。

❖ 胆的主要功能

胆的主要功能分为浓缩储存胆汁、排空胆汁及调节胆道压力。

1. 浓缩储存胆汁

人体内胆囊的容积量约50毫升,胆囊通过吸收胆汁内的水分(可吸收胆汁内90%的水分),可使胆汁储存量提升至约为500毫升。胆囊借助其自有的浓缩功能,增大了胆汁的储存量。

胆汁的储存系在消化期间,通过神经调节,促使胆总管括约肌收缩、胆囊扩张,通过压力差使胆汁进入胆囊。胆汁储存主要发生在夜间人体空腹时,但因括约肌的关闭不完全,致使仍有部分胆汁进入小肠。

2. 排空胆汁

在胆总管括约肌与胆囊的互相作用下,对胆囊内的胆汁进行排空。胆汁在排空过程中，括约肌松弛，胆囊平滑肌收缩。胆囊最小的排出量约为8毫升，最大的约27毫升，其很少出现完全排空的情况。

胆囊每天大约可分泌20毫升乳白色的碱性液体黏液，其主要成分为粘蛋白，起到润滑及保护胆囊黏膜的作用。

3. 调节胆道压力

胆总管如果出现阻塞达到四个小时时，胆道内压并不会增高，因此胆囊具有调节胆道内压的作用。但当胆囊切除后，胆总管括约肌作用减弱，胆总管扩张，胆管壁会增厚，黏液腺体增多，以便适应将更多胆汁排入肠道。

❖ 胆功能失调，易患慢性腹泻病

胆功能失调，可导致胆汁产生过多，易患慢性腹泻。很多人会出现饭后立即腹泻的症状，

如找不到其他原因时，应考虑检查是否因胆囊功能失调所导致。胆功能失调可导致以下症状：

1. 消化不良

因胆汁生成减少，从而导致排泄不畅。其因为胆盐的缺乏，从而影响了脂肪的乳化和吸收。

2. 吸收障碍

因肠黏膜瘀血水肿,导致缺血糜烂,从而妨碍了营养物质的消化与吸收,致使肠腔渗透压增高,使粪便变得稀薄。

3. 肠蠕动过快

由自主神经功能紊乱导致迷走神经兴奋性增强,致使肠蠕动加速,造成食物排出过快。

❖ 中医学——胆主决断

中医学理论中所称"胆主决断",是指"胆"有判断事物作出决定措施的功能。这种比喻除对其生理属性外,还类比于精神活动范畴。

在当今自然环境、社会因素的变化影响下,强烈的精神刺激及情绪波动,会对脏腑气血的正常活动产生影响。胆的决断功能,对消除某些精神刺激或是情绪波动的影响,调节和控制气血的正常运行及维持脏腑相互间的协调关系,起着重要的作用。其有维持精神及脏腑气血活动相对稳定的功能。

胆主决断功能,实际上是与肝主谋虑相关联的。谋虑即思维策划、对比分析、推理鉴别等思维过程。谋虑只有通过决断,才能对上述思维过程作出行为的决定。肝为体、属阴,胆为用、属阳。谋虑为阴,决断属阳。故胆决才能肝谋。

胆主决断与心主神志密切相关。对人的精神活动起主宰作用的即为心,"心藏神,神之主在心",而胆主决断,二者在神志方面相辅相成,相互为用。

在临床上,胆发病会出现心悸不宁、惊恐畏惧、嗜睡或不眠等症。因此,临床验证时心病怔忡,可从胆治;胆病战栗、癫狂,尤当治心。

黄帝内经认为胆气的壮与弱反映了人体正气的盛衰。正气强盛对外邪具有抵抗作用,内气充实方能主决断而有果敢行为。因此,人有决断和果敢,则说明其胆的生理功能处于旺盛状态;如决断不出,则其胆的生理功能处于平静或低下状态。这种胆的生理反应对人体防病治病方面是有重要影响的。

❖ 什么是胆经

胆经,就是"足少阳胆经"的简称,是人体内十二经脉之一,胆经上共有四十四个穴位。

胆经循行路线:起于眼外角,向上行至额角部位,下行至耳后风池穴,沿颈项部至肩上,进入锁骨上窝。直行脉经腋部,沿胸腹侧面,胁肋部在髋关节与眼外角支脉会合,再向下沿大腿外侧、膝外缘,行腓骨之前,达外踝前,沿足背部,止于足第四趾侧端足窍阴。胆经有三个分支;一支从耳部风池穴进入耳中,经耳前到眼角外;一支从外眼角分出,下走大迎穴,与手少阳三焦经会合于目眶下,下经颊车和颈部进入锁骨上窝,继续下行胸中,穿过膈肌,络肝属胆,沿胁肋到耻骨上缘阴毛边际(气冲穴),横入髋关节(环跳穴);一支从足背上(临泣穴)分出,沿第一至第二跖骨间到大拇指甲后（大敦穴），交于足厥阴肝经。

❖ 小贴士

子时，胆经当令

子时（23:00～凌晨1:00）胆经最旺，人在子时前入睡，胆方能在完成胆汁新陈代谢过程中发挥最大功效，同时利于骨髓造血功能之激发。反之，子时前不睡者，长此以往气色会变得惨白，同时，易引发胆结石。

第二节 与胆相关的常见病

胆囊结石、急性和慢性胆囊炎是现今常见的胆类疾病。胆类疾病不容忽视，胆功能失调直接可导致人体的吸收障碍及消化不良。

❖ 胆囊结石

胆囊结石的成因系由胆汁中的胆固醇增高，二胆汁酸盐或胆汁软磷脂减少所引起的。胆囊结石形成后反骨刺激和损坏胆囊黏膜从而引发慢性胆囊炎，结石梗阻又可形成急性胆囊炎。因结石的长期刺激可进而引发胆囊癌。

胆汁中胆固醇的增高主要系长期进食过多的高胆固醇食品所导致。

❖ 急性和慢性胆囊炎

1. 急性胆囊炎

急性胆囊炎主要由神经功能紊乱导致胆汁淤滞不畅，加之细菌感染及结石和胆囊颈管梗阻所致。其主要病状为恶心呕吐、胃寒发热、上腹持续性疼痛或阵发性绞痛。可由长期进食高油脂和油腻的食物引发。

2. 慢性胆囊炎

慢性胆囊炎是由胆囊内结石长期损伤和刺激引发急性炎症控制后反复发作导致。其症状为上腹反复隐痛不适、腹胀、消化不良、厌油等，与慢性胃炎等胃病相似。

第三节　微调理，大功效

动作名称　**敲打胆经**

动作详解

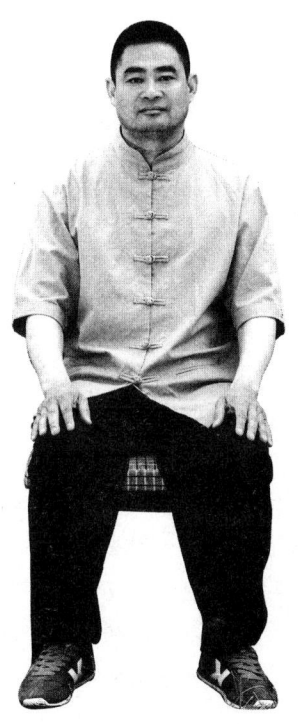

1 正向端坐于椅子上，双脚与肩同宽，双手自然放于膝盖。

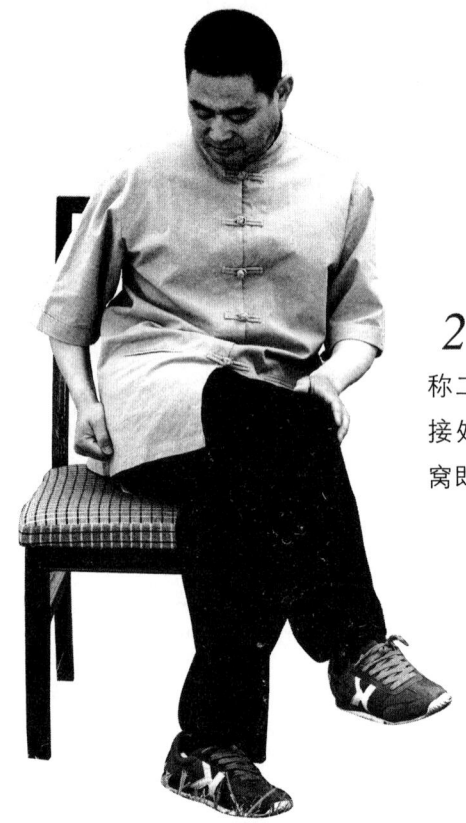

2 一条腿搭放在另一条腿上（俗称二郎腿），从大腿外侧与盆骨交接处的环跳穴（摸到一个陷下的小窝即是该穴位处）开始敲打胆经。

·动作要领·

敲击时无须大力，把手握拳举起后，顺势下落敲打。敲打胆经从臀部到膝关节这一段(大腿外侧正中间的那条线)。手握空拳，用掌面一侧从臀部往下顺着气血的流向(从上往下)缓慢拍打，直到膝关节处。两侧都要拍打。由于大腿肌肉和脂肪很厚，因此必须用力敲打，而且以每秒大约两下的节奏敲，才能有效刺激穴位。

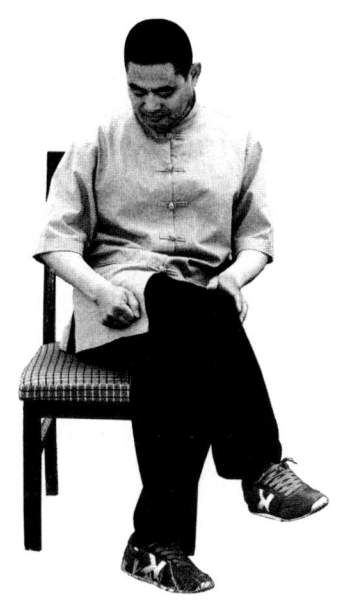
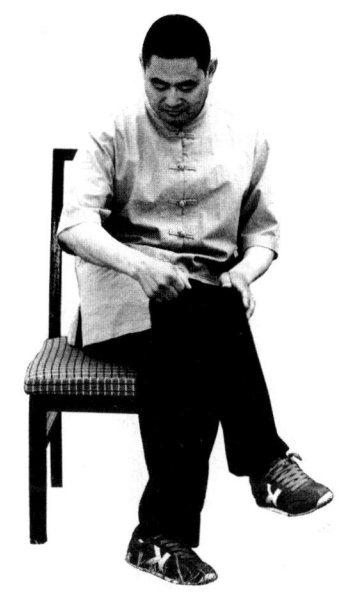

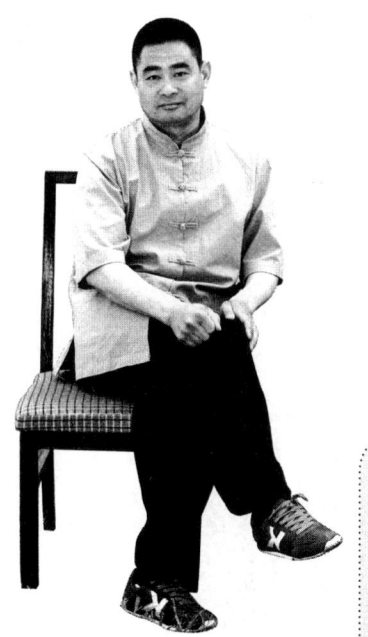

3 从大腿外侧与盆骨交汇处向膝盖方向敲打。每四下为一组，反复敲击十二组。

> **动作出处及依据：《黄帝内经》**
>
> 疗效作用：
>
> 敲打胆经能够促进胆汁分泌、增加气血、舒经活络、祛风除湿、通利关节。可缓解月经失调、失眠、膝肿麻木等症状。

动作名称　**叩经利胆**

动作详解

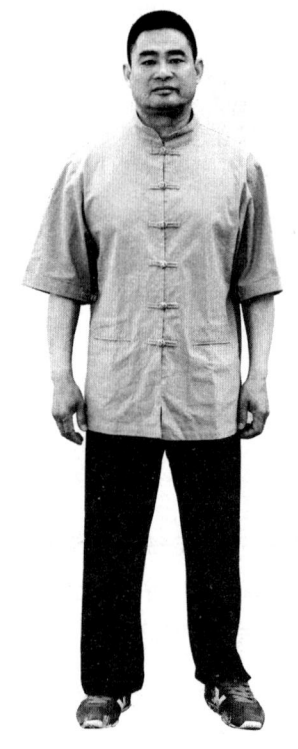

1 取正向站姿，双脚平行开立，略宽于肩，双手放于双腿两侧。

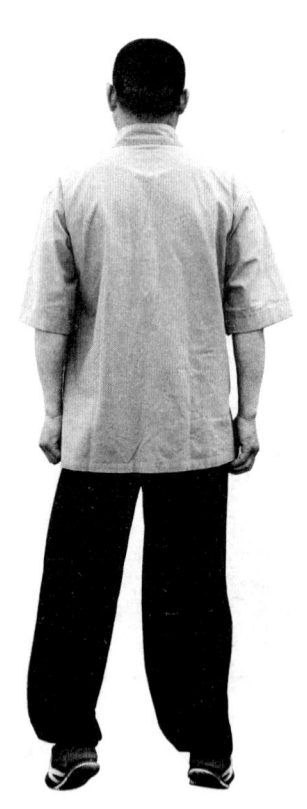

2 双脚踮起，脚尖贴地，脚后跟离地，保持30秒。

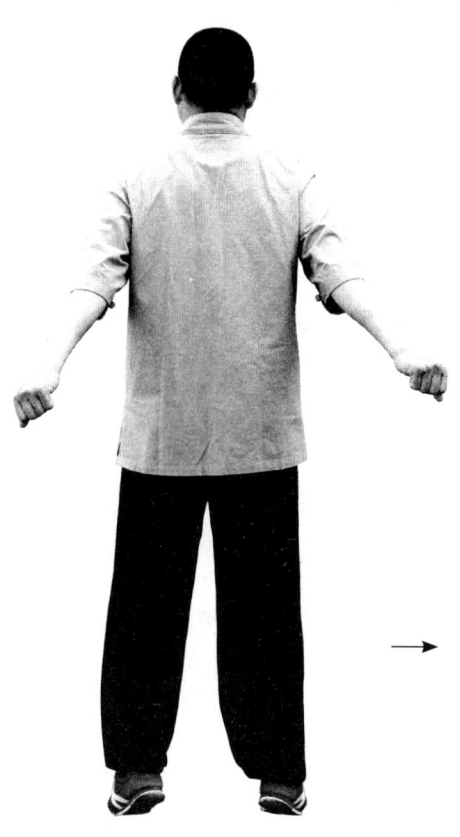
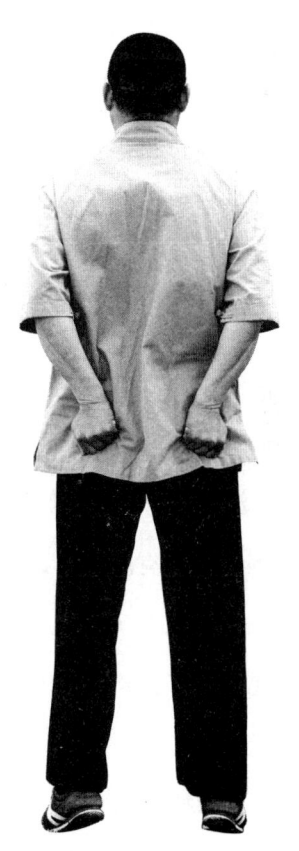

3 双手握拳,同时敲打环跳穴（在股外侧部）,每组三十秒,可做七组。

第四节 胆气足，利决断

胆的健康不容忽视，以下介绍一些利胆的食物，以供参考。

1. 核桃抑人体内胆固醇形成

核桃营养价值丰富，其中86%的脂肪是不饱和脂肪酸，核桃富含铜、镁、钾、维生素B_6、叶酸和维生素B_1，也含有纤维、磷、烟酸、铁、亚油酸和泛酸。核桃中富含的亚油酸，可以抑制人体内胆固醇的形成，降低胆汁中胆固醇的浓度，能有效阻止胆结石的形成；其含有的不饱和脂肪酸，可改善胆汁成分，有利于结石的排出。

2. 黑木耳有利于胆结石排出

黑木耳富含有脂肪、碳水化合物、粗纤维、钙、磷、铁、维生素B_1、维生素B_2及烟酸，它有促进消化系统中各种腺体分泌的特征，可润滑内外胆管，分化结石，使其脱屑缩小，经胆管排出。

3. 玉米利肝胆

玉米，富含亚油酸、蛋白质、维生素E、胡萝卜素、叶黄素及矿物质，具有调中开胃、益肺宁心、清湿热、利肝胆、延缓衰老等功能。

第十章 「膀胱」之存储

膀胱是由平滑肌组成的一个囊形结构，位于下腹前部中央骨盆内，是人体储尿器官。

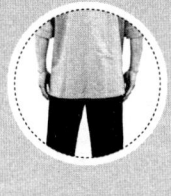
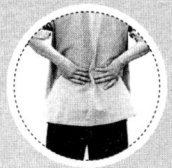
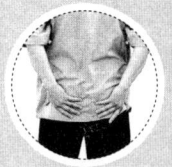

手机扫描二维码
观看微动作视频演示

第一节　膀胱——周都之官，津液藏焉

膀胱是由平滑肌组成的一个囊形结构，位于下腹前部中央骨盆内，是人体储尿器官。六腑之一，呈囊状，其后端开口与尿道相通。依靠与尿道交界处的括约肌控制尿液的排出。

空虚时人的膀胱呈锥体形，充满时其形状变为卵圆形，顶部可高出耻骨上缘。膀胱底内面三角形区，位于两输尿管口和尿道内口三者连线之间，被称为膀胱三角。膀胱三角的两后上角是输尿管开口的地方，膀胱的下部，有尿道内口。

女性膀胱后面是与子宫膀胱间隙相连接，但与子宫体隔开，在腹膜间隙下与子宫颈、前阴道壁直接相连。女性的膀胱在其输尿管外侧与前层阔韧带相连，子宫体和底位于膀胱之上。男性膀胱底部与直肠间接相连，中间有精囊、输精管壶腹及直肠膀胱筋膜，输尿管在靠近精囊的地方进入膀胱。

第二节 容易被忽视的膀胱病

膀胱健康不容忽视,以下介绍几种常见的膀胱疾病,以便了解其病症的起因及症状特性。

❖ **膀胱炎**

膀胱炎是人体泌尿系统最常见的疾病,尤以女性多见。该病是泌尿系统感染的一部分或是由泌尿系统其他疾病的继发感染导致。膀胱的炎症可分为急性与慢性两种,当急性膀胱炎得不到彻底治疗可迁延成慢性膀胱炎,而慢性膀胱炎在机体抵抗力降低或局部病变因素加重时,又可转化成急性发作,两者间可互相转化。

❖ **膀胱结石**

膀胱结石是指在膀胱内形成的结石,分为原发性膀胱结石和继发性膀胱结石两种。原发性膀胱结石,多发于儿童,多由于营养不良导致膀胱内形成的结石。继发性膀胱结石是指来源于上尿路或继发于下尿路梗阻、感染、膀胱异物或神经源性等因素而形成的膀胱结石,多发于患前列腺增生的老年男性。膀胱结石的主要症状是疼痛和血尿。

❖ 膀胱肿瘤

膀胱肿瘤是泌尿系统中最为常见的肿瘤，其可先后或同时伴有肾盂、输尿管、尿道肿瘤。

对于膀胱肿瘤的发病原因并无完全明确答案，但公认可诱发的原因有：吸烟、长期接触芳香族类的工种、膀胱黏膜局部长期遭受刺激、体内色氨酸的代谢异常、因某些药物所诱发、膀胱内寄生虫病诱发等所致。

临床表现为血尿、膀胱刺激症状、排尿困难、上尿路阻塞症状、下腹部包块症状等。

❖ 膀胱癌

膀胱癌是人体全身十大肿瘤之一，也是泌尿系统最为常见的恶性肿瘤。其病因复杂，既有内在的遗传因素，亦有外在的环境因素，吸烟和接触芳香胺类化学物质是导致膀胱癌的两大较为明确的致病危险因素。

膀胱癌患者最初的临床表现为血尿，通常为间歇性、无痛性，肉眼可见血尿，其出现频率有可能为一次或持续一天或是数天，可自行减轻或停止。血尿的颜色由浅红色至深褐色不等，常为暗红色。但出血量与血尿持续时间的长短，与肿瘤的恶性程度、大小、范围和数目并不一定成正比，有时很小的肿瘤却出现大量的血尿，而有时发生肉眼可见的血尿时，肿瘤已经很大或已属于晚期。对于出现无痛性肉眼血尿，应考虑到泌尿系统肿瘤的可能性，特别是膀胱癌的可能性，应及时到医院就诊，医生通过综合患者的既往病史、家族史、结合症状并经过进一步的相关检查，作出综合诊断后，可尽早治疗。

第三节 微运动之膀胱保养

动作名称　**弓背下蹲**

动作详解

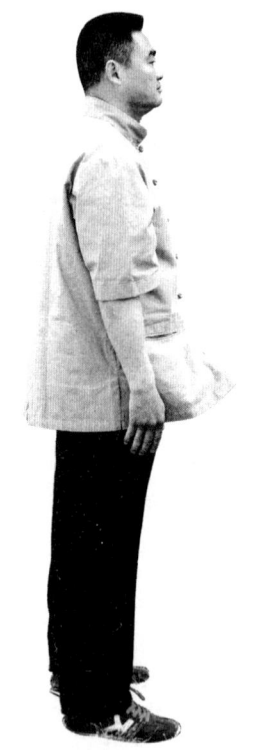

1 保持脊柱自然曲度挺拔站立,双腿分开一肩半宽,脚尖稍朝外。

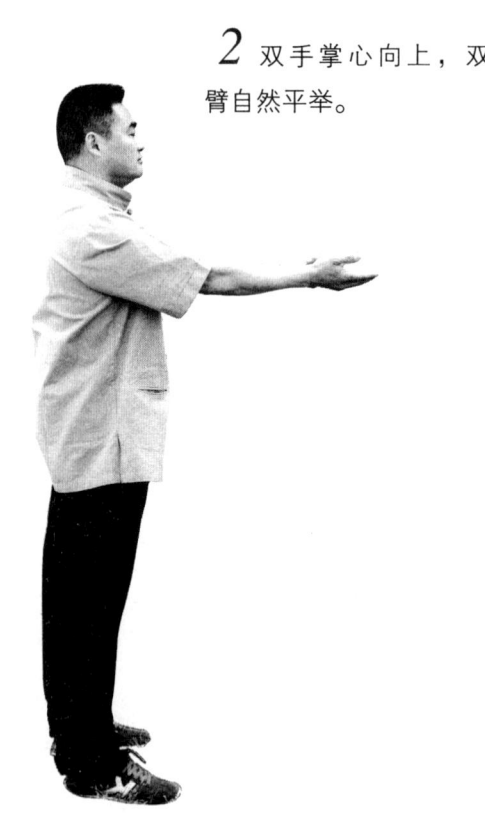

2 双手掌心向上,双臂自然平举。

3 吸气，双手握拳，手臂平举。

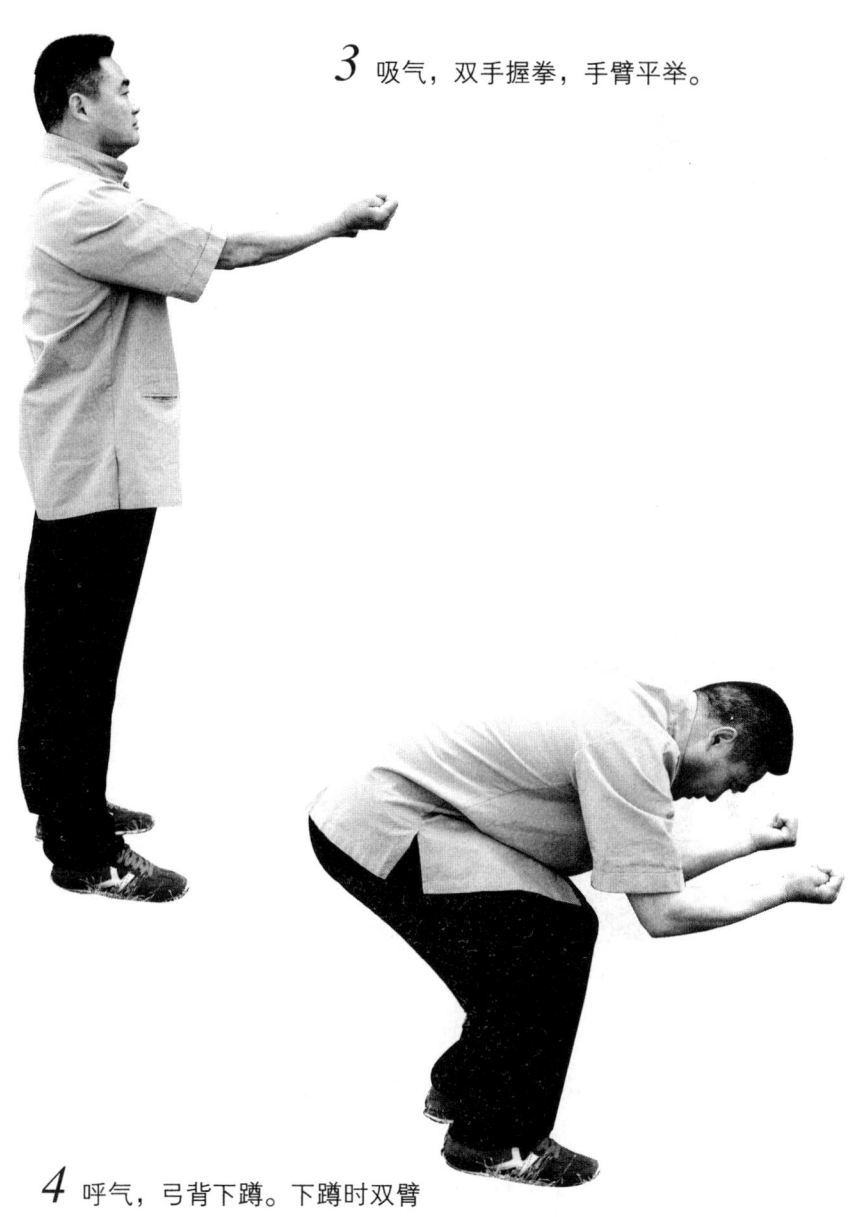

4 呼气，弓背下蹲。下蹲时双臂以肘部为中心向头部方向自然弯曲90度，双脚紧贴地面。

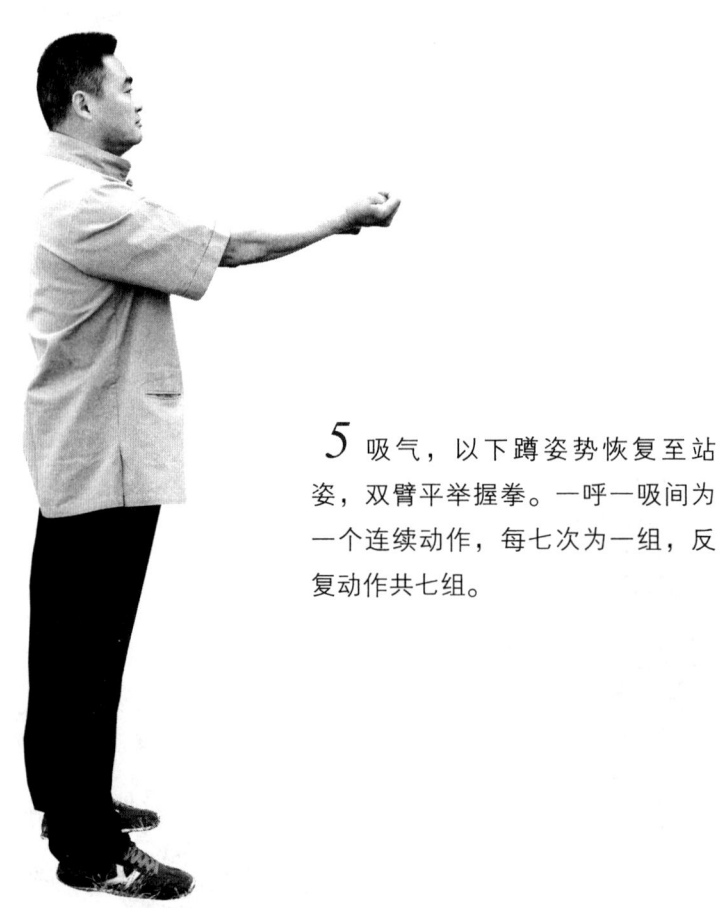

5 吸气，以下蹲姿势恢复至站姿，双臂平举握拳。一呼一吸间为一个连续动作，每七次为一组，反复动作共七组。

动作出处及依据：《八段锦》

疗效作用：

弓背下蹲能够促进盆骨区域循环，强健子宫肌肉。对遗尿、小便不利等症状的调理具有辅助作用。

动作名称　揉推膀胱经

动作详解

1 正向站姿双脚分开一肩半宽，上身直立。

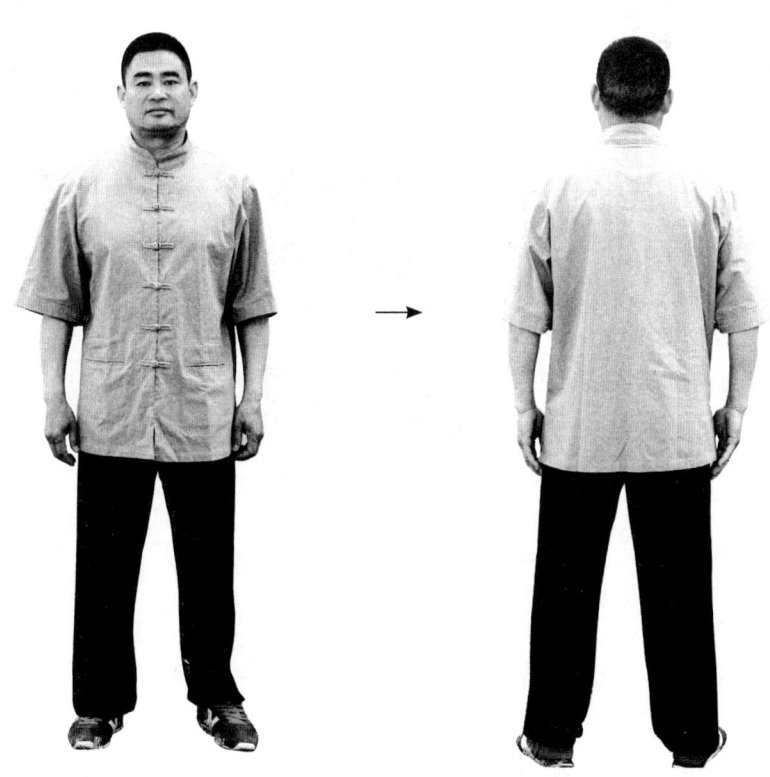

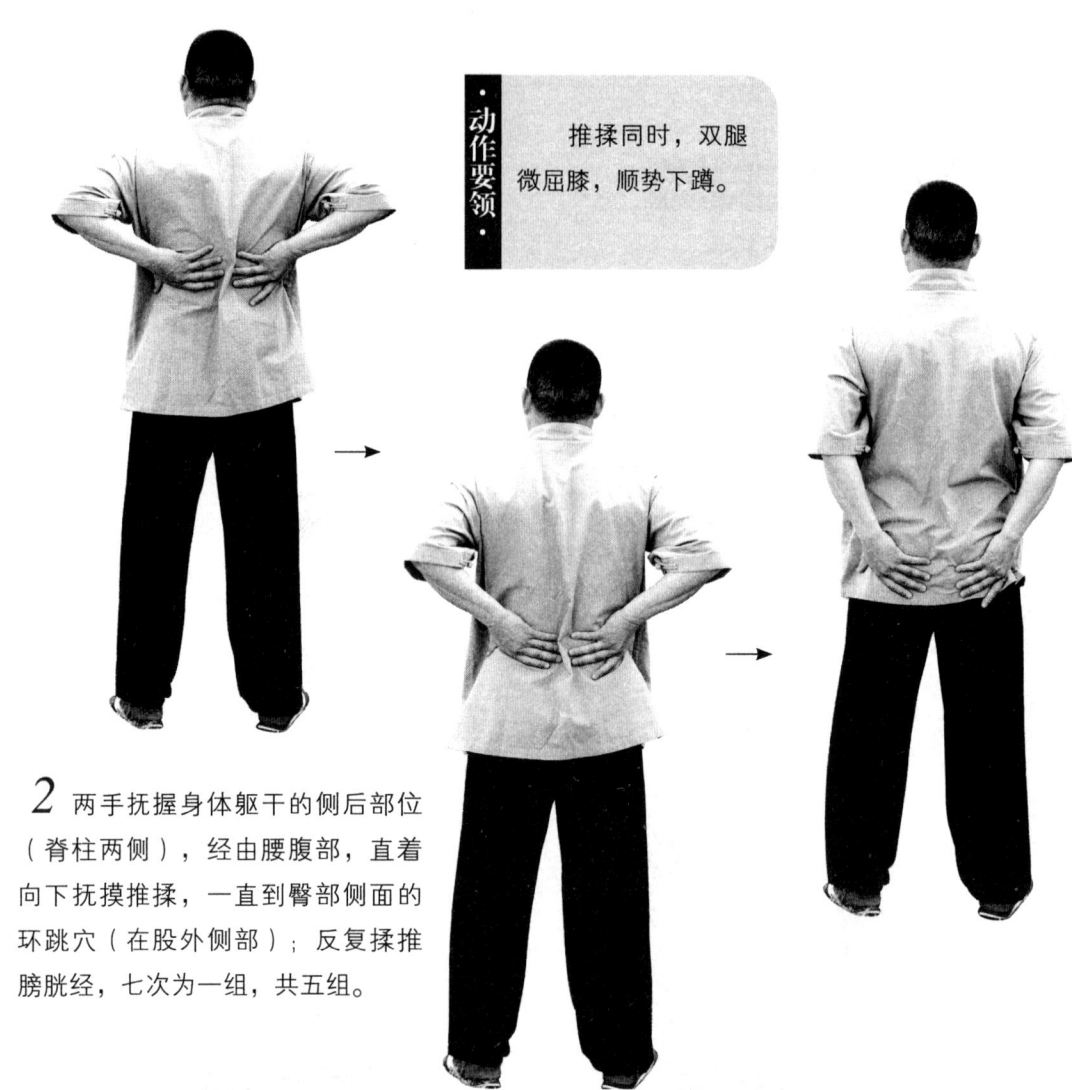

·动作要领·

推揉同时,双腿微屈膝,顺势下蹲。

2 两手抚握身体躯干的侧后部位（脊柱两侧），经由腰腹部,直着向下抚摸推揉,一直到臀部侧面的环跳穴（在股外侧部）;反复揉推膀胱经,七次为一组,共五组。

动作出处及依据:《黄帝内经》

疗效作用:

揉推膀胱经能够打通全身经络,促进机体微循环,帮助身体排毒。可温肾壮阳、强健腰膝、固精止遗、利水祛湿。对调节目痛、头痛、鼻塞多涕、腹泻、小便不利、肠鸣、腰脊强直疼痛等症状的缓解具有一定功效。

第四节 膀胱之日常调理

申时（15：00～17：00）是膀胱经最为活跃旺盛的时期，应多喝水，及时排尿。排尿时不要用力，容易耗损肾气。排尿时咬紧牙根（后槽牙），自然排出，这样不仅可促使尿液顺利排出，同时能起到固护肾脏、防治肾亏的作用。

以下介绍几个利于膀胱的利尿排毒食谱，日常我们可以加以制作食用：

豌豆苗蘑菇汤

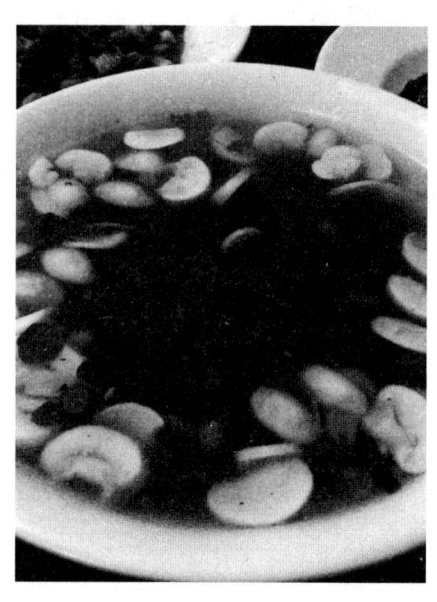

原料 口蘑50克、豌豆苗100克、金针菇50克、姜5克、盐3克、香油10克。

做法

1. 先将口蘑泡发洗净后备用；
2. 将豌豆苗去净泥沙洗净备用；
3. 姜洗净切成片备用；
4. 锅置于火上，锅中加入水并放入姜片煮开后，加入口蘑；
5. 待水再次烧开后，加入金针菇、豌豆苗和盐，再次烧开后滴入香油，关火即成。

绿豆冬瓜汤

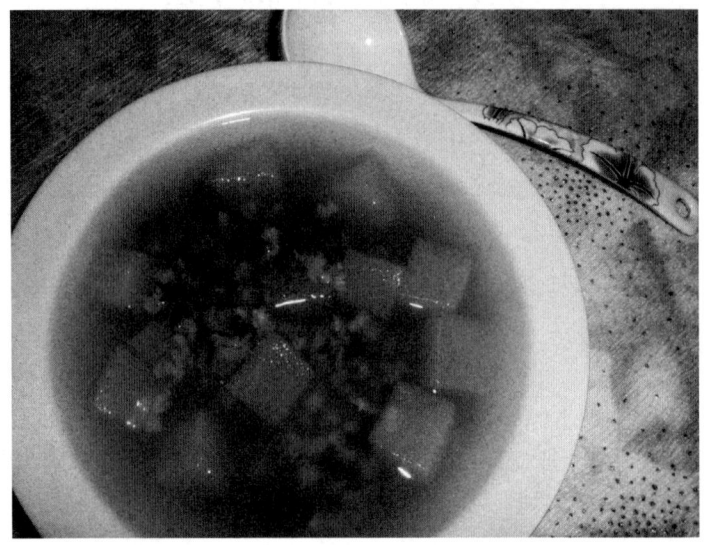

原料 冬瓜500克、绿豆50克、葱20克、姜10克、盐5克。

做法

1. 绿豆淘洗干净备用；

2. 冬瓜洗净去皮、去瓤，切成小块或片备用；

3. 葱切段，姜切片备用；

4. 将汤锅放在火上，加入500毫升水烧沸，先放入葱段、姜片后，下入绿豆大火烧沸后转文火将其煮烂；

5. 绿豆煮烂后，投入冬瓜待其煮熟后，加入盐调味即成。

豆苗冬瓜汤

原料 冬瓜400克、豌豆苗20克、盐3克、料酒5克、淀粉10克、胡椒粉1克。

做法

1.冬瓜洗净削去瓤,削除内面绵软的一层,切成薄片,每片再分切成均匀的梳状齿丝,豌豆苗洗净备用;

2.把切好的冬瓜放在干淀粉中滚均匀,并投入开水中烫熟捞出后经清水冲泡透凉;

3.锅内加入高汤烧沸,依次加入料酒、胡椒粉、盐、味精、冬瓜;

4.汤烧沸后改小火煨3至4分钟,冬瓜出锅后盛盘并撒入少许的豌豆苗即可。

木耳芦笋蘑菇汤

原料 芦笋350克、鲜蘑150克、黑木耳(干)50克、酱油5克、盐3克、胡椒粉3克、香油10克

做法

1.芦笋洗净,切去老部后再切成薄片;

2.鲜菇去泥沙放入锅中,用开水烫后捞出,切片备用;

3.黑木耳泡发后备用;

4.锅中放入高汤加盐、胡椒粉煮开后,依次放入芦笋、蘑菇、黑木耳同煮3分钟左右待其煮熟后,倒入酱油调味即成。

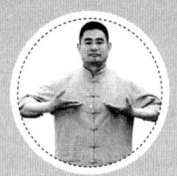
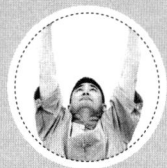
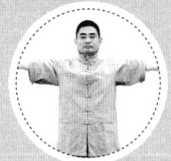

手机扫描二维码
观看微动作视频演示

第十一章 "三焦"之融通

上、中、下三焦合称为三焦，是人体六腑之一。

第一节 三焦——决渎之官，水道出焉

上、中、下三焦合称为三焦，是人体六腑之一。

三焦是中医藏象学说中一个特有的名词，位于躯体和脏腑之间的空腔，包含胸腔和腹腔。三焦将躯干划分为三个部位：横膈以上的内脏器官为上焦，包括心与肺；横膈以下至脐的内脏器官为中焦，包括脾、胃、

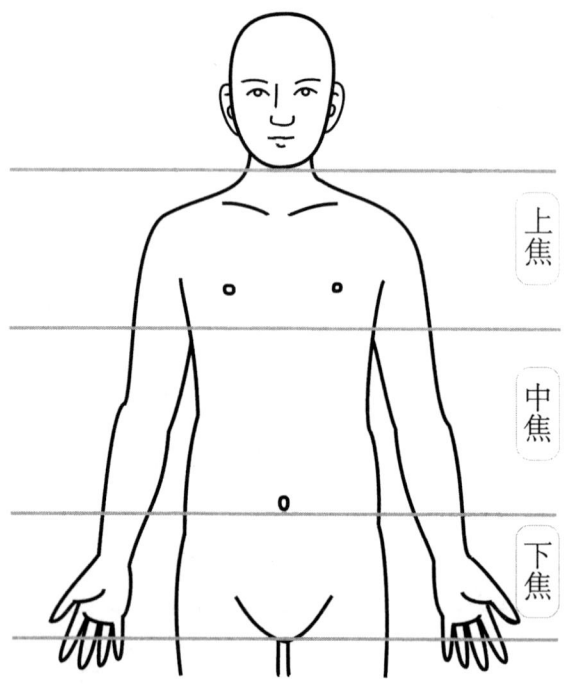

图7：三焦部位

肝、胆等内脏；脐以下的内脏器官为下焦，包括肾、大肠、小肠、膀胱（如图7）。其功能实际上是人体内五脏六腑全部功能的总体。

西医解剖学中的脏器概念与古代中医学中的脏腑概念不同，中医学将三焦单独列为一腑，是依据生理病理现象将其联系而建立起来的一个功能系统，并非是依据解剖学。

❖ 中医学中三焦的功能

中医学中三焦具有通行元气、运行水谷、运行水液之功能。

1. 通行元气

"元气"，指人体最根本的"气"，是人体生命活动的原动力。元气之根来源于肾，其通过三焦进入人体十二经脉而到达人体内的五脏六腑。

因三焦通行元气于三焦，是人体"气"升降及出入的通道，同时也是气化的场所，故而又称三焦具有：总司全身气机和气化的功能。如果人的身体或是身体某部位出现气虚，那么有可能是因元气虚弱而导致的三焦运行不畅或是衰退。

2. 运行水谷

三焦具有对水谷的精微变化为营气，以及传化糟粕的作用。其出自《素问·六节藏象论》："三焦……仓廪之本，营之居也，名曰器，能化糟粕，转味而入出者也。"《黄帝内经》以三焦运行水谷来概括饮食的消化、吸收及排泄的功能，并根据上、中、下三焦在人体内所处的部位不同，对水谷在体内运行过程中所起的作用不同，从而作出"上焦主纳，中焦主腐熟，下焦主分别清浊、主出"的描述。

3. 运行水液

三焦掌管人体内的水液，具有运行水液、疏通水道的作用。人体内水液代谢是由多个脏腑器官在一系列生理功能的综合作用下产生的一个复杂的生理过程。其虽由胃、脾、肺、肾、肠、膀胱等脏腑共同协作而完成，但人体水液的周身环流、升降出入，则必须以三焦为通道才能实现。三焦水道不畅，必然影响体内相关脏腑器官对水液的输布与排泄，引发水液代谢的失常。

三焦的运行水液，是对胃、脾、肺、肾、肠、膀胱等脏腑器官水液代谢作用的综合概括。

❖ 中医中三焦的各自功能

三焦除了运行元气、水谷与水液的功能外，其上、中、下三焦还有其各自的功能特点。

1. 上焦如雾

上焦主要指胸中，包括心、肺二脏。上焦的生理功能，主要是输布水谷精微（气血）。

2. 中焦如沤

中焦主要指上腹部，包括脾、胃及肝、胆等内脏。中焦具有消化、吸收并转输水谷精微和化生气血的功能。

3. 下焦如渎

下焦主要指下腹部，包括肾、膀胱及大小肠。其主要生理功能为传导糟粕，排泄二便。

❖ 什么是三焦经？

三焦经，是手少阳三焦经的简称，人体内十二经脉之一。

三焦经的经脉循行：起于无名指末端（关冲），向上行于小指与无名指之间，沿着手背，出于前臂尺骨与外侧桡骨之间，向上通过肘尖，沿上臂外侧，上达肩部，交出于足少阳经的后面，向前进入缺盆（穴位名称，位于锁骨上窝中央，胸正中线旁开4寸处），分布于胸中，散络于心包，向下通过横膈，从胸至腹，属于上、中、下三焦。

有两个支脉：其一胸中支脉，从胸向上出于缺盆部，上走颈部，沿耳后直上，出于耳部上到额角，再屈而下行至面颊部，到达眼下部。其二耳部支脉，从耳后入耳中，出走耳前，与前脉交叉于面颊部，到达目外眦（丝竹空），与足少阳胆经相接。

第二节 三焦常见病

清代吴鞠通以上、中、下三焦为纲，创立了以"对温病过程中的病理变化、征候特点及其传变规律进行分析和概括，确立治疗原则并藉以推测预后转归"的辨证方法。该方法侧重于对湿热病症的辨证。

❖ 上焦病症

上焦的病症主要包括手太阴肺和手厥阴心包经的病理变化。

温病（指温热病邪）由口鼻而入，自上而下侵入人体。因口鼻通于肺，故开始即出现肺卫受邪的症状。温邪犯肺即有两种传变趋向：一为"顺传"，病邪由上焦传入中焦，出现脾胃经的征候；另一种为"逆传"，从肺卫传入心包，出现邪陷心包的征候。

临床表现为：微恶风寒、发热、自汗、午后热甚、口渴或不渴而咳等。

❖ 中焦病症

中焦的病症主要包括手、足阳明和足太阴脾经的病理变化。分为脾经湿热证及胃燥伤阴证。

1．脾经湿热证是指湿温之邪，滞阻于太阴脾经而致的征候。

临床表现为苔黄滑腻、面色淡黄，身热出汗而不解、小便不利等。

2．胃燥伤阴证是指温病从上焦顺传至于中焦，表现出来的脾胃征候。

临床表现为口干咽燥、苔黄或焦躁、唇裂舌焦、身热面赤、腹满便秘等。

❖ 下焦病症

下焦的病症主要包括足少阴肾和足厥阴肝经的病理变化。

下焦病证是指温邪深入下焦久滞不退，多为肝肾阴伤之征候。

其临床表现为：身热面赤、口干舌燥、手足心热、神倦耳聋、脉象虚大、心中憺憺大动、神倦脉虚、舌绛苔少等。

第三节　微动作之三焦保卫战

动作名称　导引调三焦

动作详解

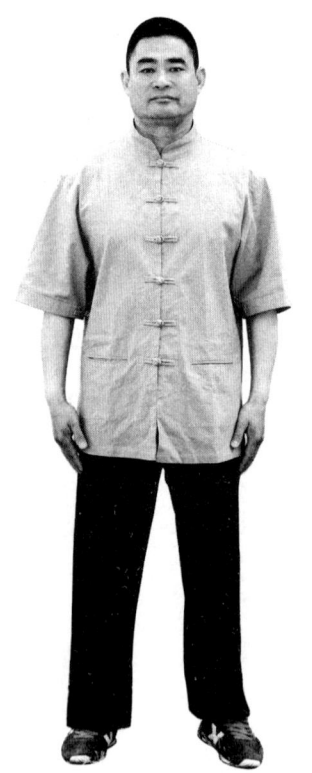

1 身体直立，两足自然分开与肩同宽，双臂自然下垂，双目平视。全身放松，呼吸调匀。

3 上升至颈部时，双掌掌心自然向外翻转，并继续上举至头顶时，掌心向上，双臂伸展。同时抬头眼望双手手背。

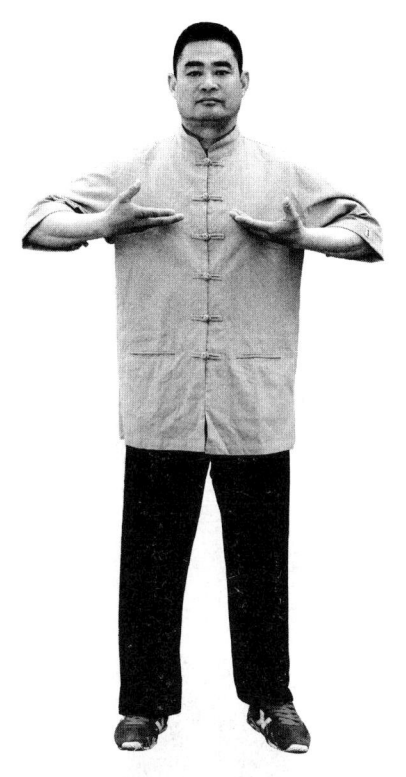

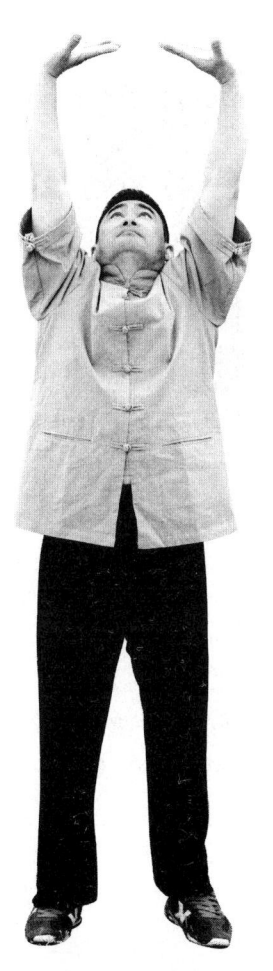

2 双手手心向上，随着慢慢吸气，双手缓缓由腹胸沿中线平端上升。

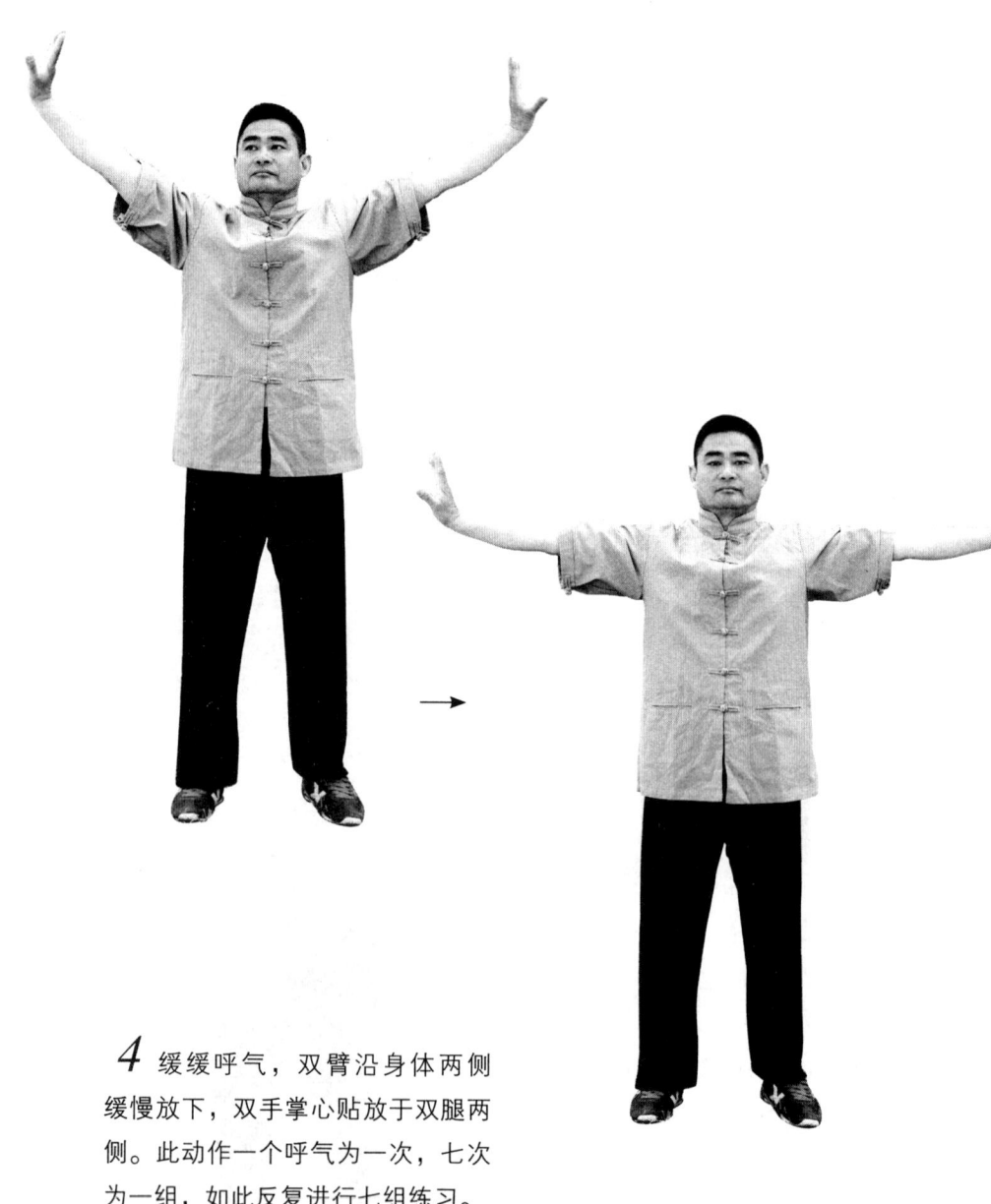

4 缓缓呼气，双臂沿身体两侧缓慢放下，双手掌心贴放于双腿两侧。此动作一个呼气为一次，七次为一组，如此反复进行七组练习。

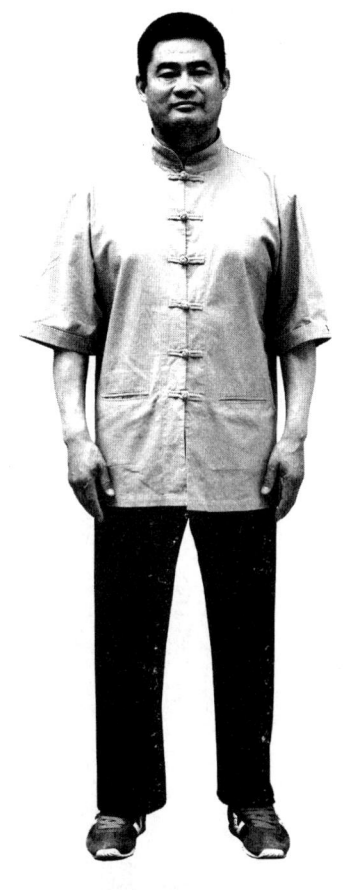

动作要领：动作应与呼吸协调配合，手臂上举时深吸气，足跟离地站立的片刻，呼吸可稍停，两臂放下时深呼气。

动作出处及依据：《八段锦》

疗效作用：

导引调三焦，可调理三焦、通利水道、通经活络。对调节三焦不畅通而引起的眩晕、耳鸣、喉痛、胸腹胀闷、小便不利、肩背拘紧等疾患有明显的作用。

动作名称 **摩天式**

动作详解

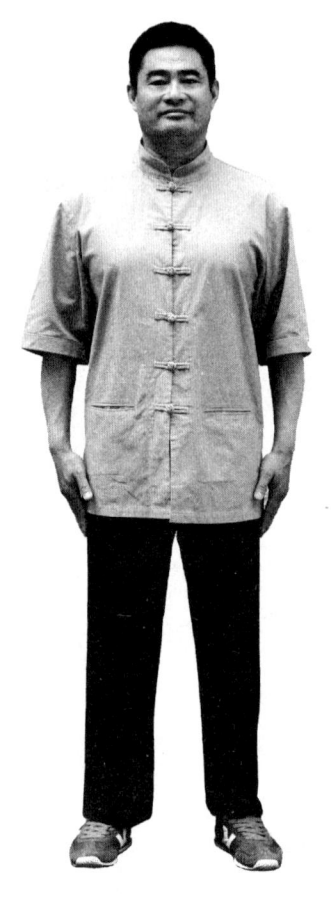

1 取正向站姿，双腿自然分开与肩同宽，双手自然放于腿两侧。

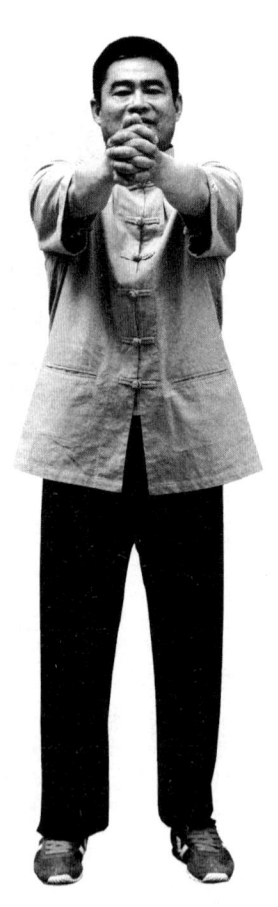

2 双臂平举于身体前十指交叉相握，双手拇指相贴指尖向前，同时双臂向前伸直。

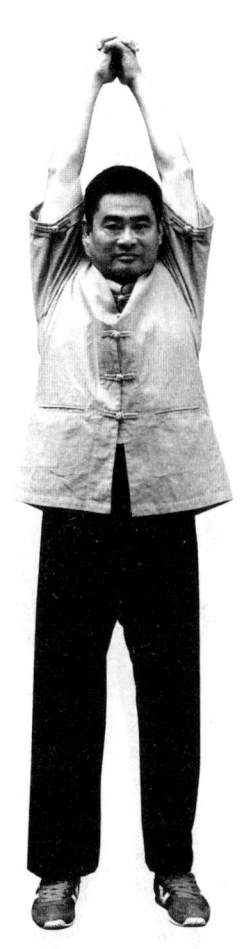

4 翻转掌心向上，头部慢慢抬起，眼望手臂。吸气，同时脚尖点地脚跟抬起，向上伸展，并保持姿势六秒。

3 两臂自胸前向上伸展，直至上臂放于耳后。

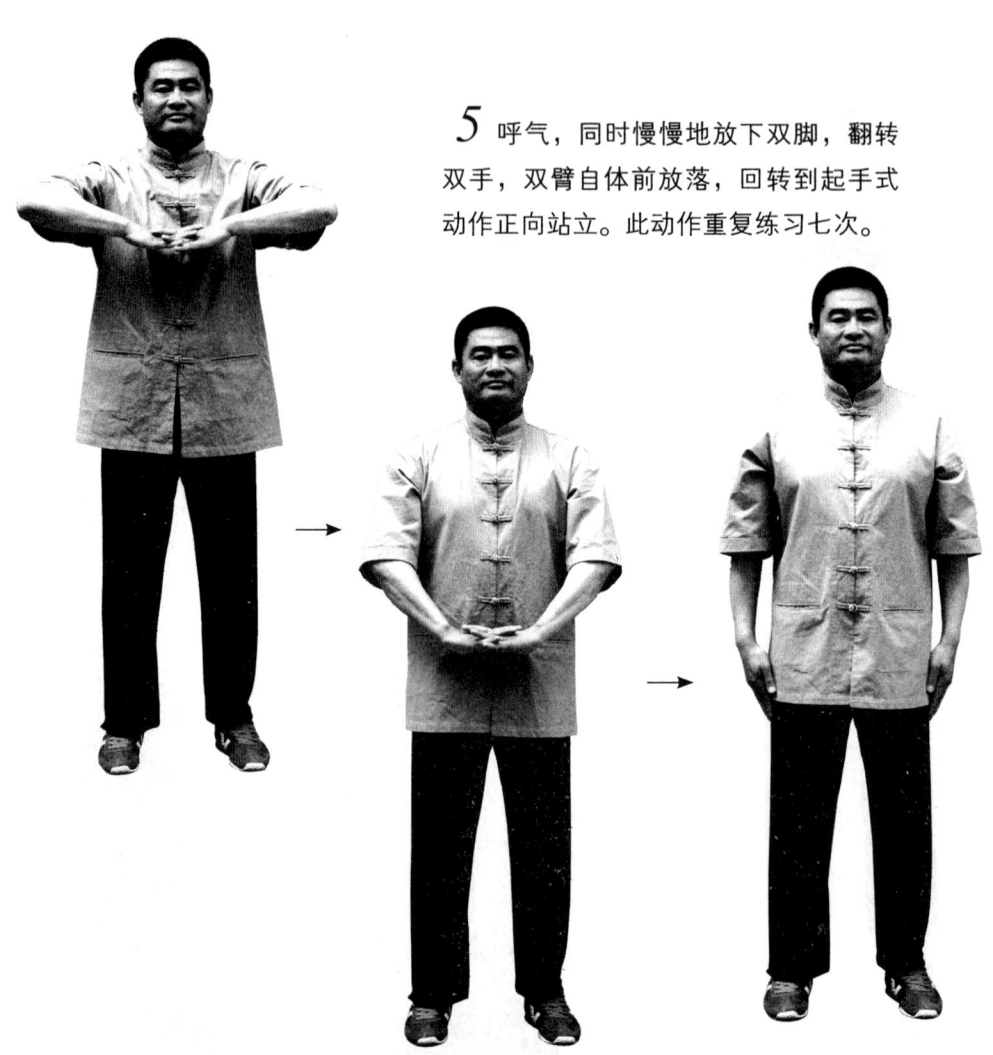

5 呼气，同时慢慢地放下双脚，翻转双手，双臂自体前放落，回转到起手式动作正向站立。此动作重复练习七次。

> **动作出处及依据：《八段锦》**
>
> 疗效作用：
>
> 摩天式动作能够滋养、增强脊柱韧性，放松和伸展整条脊背肌肉，舒缓背部肌肉胀痛，同时伸展所有腹肌对腹内脏器可起到相互"抚摩"作用，对缓解便秘具有明显的功效。

第四节 三焦之日常保养

❖ 三个保养三焦的方式

针对三焦之日常保养,主要从合理饮食、适当运动及规律休息三个方面入手。

1. 合理饮食:大米特别适合三焦经

在饮食方面建议大家多吃面食或是大米。大米性平味甘,与绿豆同煮具有清热解毒之功效。最重要的是大米适合于体内各经,特别是三焦经。

2. 适当运动可使三焦通畅

通过适当地运动,尤其对三焦具有针对性地运动,可使三焦通畅,激发人体脏腑器官之功,能使各脏腑器官间功能之融通,使人之机体由内而外地焕发活力。

3. 规律休息保证三焦休息

亥时（21：00~23：00）为人体十二经脉运行至三焦经，此时经脉运行已经过十二时辰，需要休息，因此在睡前要保证自身情绪不要出现大幅度地波动，保持平和的心境。

手机扫描二维码
观看微动作视频演示

下篇

五行相对,本源激发

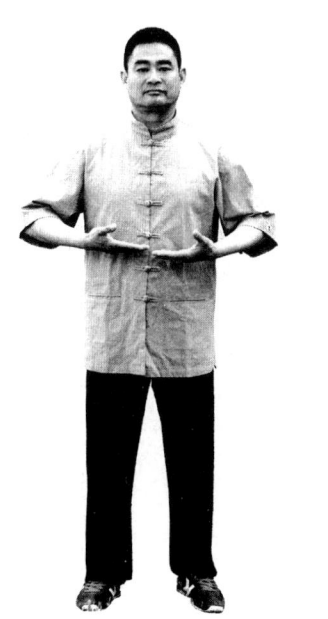

第十二章 人体内的五行相生相克

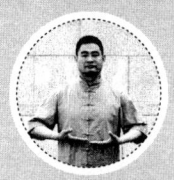
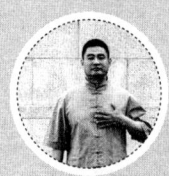
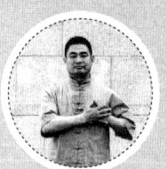

手机扫描二维码
观看微动作视频演示

「生」即是相生，含有相互滋生、相互促进、相互助长之意；「克」，即为相克，含有相互克制、相互制约、相互抑制之意。五行的生克，说明事物的运动变化并不是孤立的、割裂的，而是联系的、整体相关的。

第一节 五行的相生相克

在我国,"五行"之说有着悠久的历史渊源,《归藏易》《连山易》中对其均有记载。古人经过日积月累的观察与总结,认为天下万物皆由五类元素组成,这五种元素间彼此存在着相生相克的关系。这五种元素分别是:金、木、水、火、土。五行中的"行",代表的是运动、循环变化的意思。

❖ 五行所代表的方向

金——主西方

木——主东方

水——主北方

火——主南方

土——主中央

❖ 五行所代表的天气

金——代表"燥"

木——代表"风"

水——代表"寒"

火——代表"暑"

土——代表"湿"

了解什么是"五行"及"五行"的基本属性,从本源上去知悉及发掘"五行"对人们日常活动的影响,特别是对其相生相克地掌握,更利于对人们自身脏腑器官及人体机能的"动态"进行有效掌控,从而了解身体的基本情况。比如,如何有效地进行自身调整;身体哪里出现了不适;有没有什么方式可以对不适症状进行有效缓解,从而为及时就医争取宝贵的时间;针对不同的季节和节气,人们应该多摄入哪类食物,可以促进身体对营养物质的有效吸收;哪类食物要适量摄入以免引起身体的不适……

当然,五行之说在人们的日常生活中虽有广泛的应用,特别是在身体调理及日常养生方面,但因个体存在差异,所以主要以了解和知晓五行原理为主,切不可盲目地追随。特别针对身体上出现的不适症状,一定要以医生的专业诊治为主。

❖ 五行的相生相克

"生"即是相生,含有相互滋生、相互促进、相互助长之意;"克",即为相克,含有相互克制、相互制约、相互抑制之意。五行的生克,说明事物的运动变化并不是孤立的、割裂的,而是联系的、整体相关的。

第二节　如何让我们的脏腑生生不息

❖ 人体内的五行

具体联系到人体，中医很早就把"五脏"类比于"五行"，故木、火、土、金、水分别代表着五脏的肝、心、脾、肺、肾。如把前述的五行相生的关系改成五脏相生，则是肝生心、心生脾、脾生肺、肺生肾、肾生肝。五脏（五行）通过"相生"把人身联成一个整体，使脏腑之间具有相关地滋生、助长、促进或兴奋的关系。当然，这并不是说"肝生心"就是肝能"真正"将心"生"出来，只是一种类比。

从现代医学角度看，人的每一个脏器的物质基础和功能活动都有赖于其他脏器的滋生与促进，如一个脏器失调或是受损，则相关的脏器也会受到影响和损害。单从相生的关系来看，如脾（土）有病，由于对肺（金）的滋生减弱，所以有些患脾胃病消化不好的病人，也常易得肺病或其他呼吸道疾病。类似这些现象，中医多是用五行生克的理论来解释。

❖ 人体五行相生关系

木生火——肝循环系统好，可以促进心循环系统正常运行；

火生土——心循环系统好，可促进脾循环系统正常运行；

土生金——脾循环系统好，可以促进肺循环系统正常运行；

金生水——肺循环系统好，可促进肾循环系统正常运行；

水生木——肾循环系统好，可促进肝循环系统正常运行。

❖ 人体五行相克关系

水克火——肾循环系统不好，心循环系统逐渐进入异常状态；

火克金——心循环系统不好，肺循环系统就会逐渐进入异常状态；

金克木——肺循环系统不好，则肝循环系统就会逐渐进入异常状态；

木克土——肝循环系统不好，则脾循环系统就会逐渐进入异常状态；

土克水——脾循环系统不好，则肾循环系统就会逐渐进入异常状态。

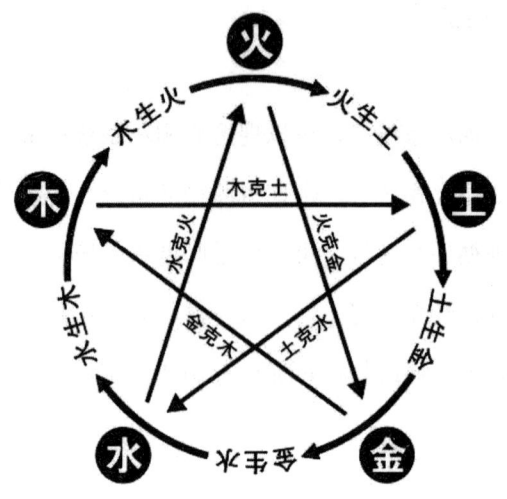

  充分了解和掌握人体内五脏六腑之间的相生相克关系,并通过锻炼、自我心绪调整、针对四季不同时令摄取不同的人体必需营养,使各脏腑器官之间达到相互滋生,最大限度激发体内脏腑器官自身功能的活力。加之对外在骨骼肌肤的锻炼保养,将身体调整到一个最佳的状态。

  针对身体的不适及症状的反应,通过脏腑五行相克的原理,对出现的症状进行快速地预测和评判,为及时就医诊治争取时间。

  最为了解自身身体的应为我们自己,对人体五行相生相克的原理加以了解和掌握,必然会让您有所收益。

第十三章 四季健康饮食原则

二十四节气客观地反映了季节更替和气候变化状况，是我国物候变化、时令顺序的标志，它的形成和发展与中国农业生产的发展紧密相连，同时二十四节气对人体也有一定的影响作用。

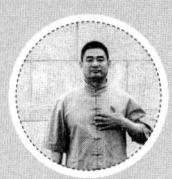

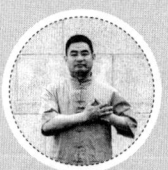

手机扫描二维码
观看微动作视频演示

第一节 四季时令对我们身体的影响

中国位于欧亚大陆东部、太平洋西岸。东西距离约五千二百公里，东西跨经度有六十多度，跨了五个时区——从东五区到东九区。南北距离约为五千五百公里，南北跨越的纬度近五十度。

中国幅员辽阔，气候各异，总的来说有三大特点：显著的季风特色、明显的大陆性气候及多样的气候类型。

南北温差大，冬季气温普遍偏低，南热北冷，其温度差可超过五十摄氏度。主要原因在于冬季太阳直射南半球，北半球获得太阳能量少，冬季盛行冬季风。

中国夏季大部分地区普遍高温（青藏高原除外），南北温差不大。主要原因在于夏季太阳直射北半球，北半球获得热量多，夏季盛行夏季风，致使我国大部分地区气温上升到最高值。夏季太阳高度大，纬度越高，白昼时间越长，减缓了南北接受太阳光热的差异。

因我国地理位置及气候的特性，古人经过对自然界的观察及不断地总结积累，了解并掌握了大自然的日常规律。公元前104年，由邓平等制定了《太初历》，正式将二十四节气定于立法，明确了二十四节气的天文位置。

二十四节气客观地反映了季节更替和气候变化状况，是我国物候变化、时令顺序的标志，它的形成和发展与中国农业生产的发展紧密相连，同时二十四节气对人体也有一定的影响作用。

❖ 二十四节气与人体健康的关系

二十四节气与人体关系密切，主要表现在以下几个方面。

1. 二十四节气影响人体的精神活动
2. 二十四节气影响人体的气血活动
3. 二十四节气与人体脏腑间的活动密切相关
4. 二十四节气影响人体的水液代谢

人体对四季的变换，有着明显的感知。而四季交替过程中的气候变化也直接对人体的健康产生着影响，因个体体质的差异，很多人在季节交替的过程中容易产生身体上的不适，从而导致生病，究其原因实为身体抵抗力或自身免疫力低下所导致。

造成这种个体差异的原因很多，有遗传的先天因素，也有因环境、作息时间、生活及工作压力、不合理的饮食结构等因素影响。无论何种原因所导致，都可以视为人体自身的内在和外在机能没有充分地激活或是没有达到它们的最佳状态，内在脏腑器官相互间"相克"所致。而这种"相克"的产生，很大的原因是由于自身没有及时适应外部所到来的这种季节的转换。人体自身的适应频率没有跟上季节转换的频率，加之其他外在因素的影响，最后导致身体出现了不适及"亚健康"的状态。

季节转变容易对个体的身体的造成一定的影响，使其产生不适，但同时根据不同的季节，只要了解四季时节的规律特点，对人体的健康及保养还能起到一定的促进作用。二十四节气有各自的特点规律，不仅对农作物的生长与收获起着指导作用，同时也对五行元素强弱及相生相克的规律有客观体现。

充分了解和掌握大自然二十四节气的自然规律及五行相生相克的原理，辅之四季的饮食特点和规律，对我们自身内外在身体机能的调理及营养摄入都会起到事半功倍的作用，从而使我们拥有一个健康的体魄及愉悦的心绪。

❖ 二十四节气及其意义

二十四节气分别是：立春、雨水、惊蛰、春分、清明、谷雨、立夏、小满、芒种、夏至、小暑、大暑、立秋、处暑、白露、秋分、寒露、霜降、立冬、小雪、大雪、冬至、小寒、大寒。

有一首歌谣能帮助我们很快记住这二十四个节气：春雨惊春清谷天，夏满芒夏暑相连，秋处露秋寒霜降，冬雪雪冬小大寒。

立春：立是开始的意思，立春就是春季的开始。

雨水：降雨开始，雨量渐增。

惊蛰：蛰是藏的意思。惊蛰是指春雷乍动，惊醒了蛰伏在土中冬眠的动物。

春分：分是平分的意思。春分表示昼夜平分。

清明：天气晴朗，草木繁茂。

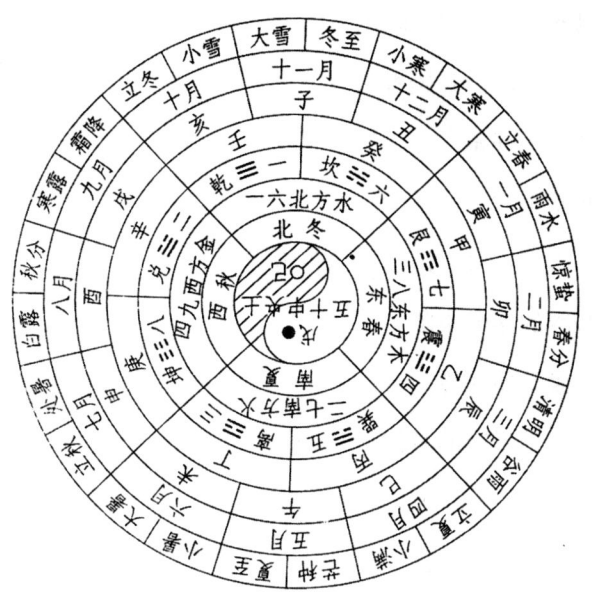

谷雨：雨生百谷。雨量充足而及时，谷类作物能茁壮成长。

立夏：夏季的开始。

小满：麦类等夏熟作物籽粒开始饱满。

芒种：麦类等有芒作物成熟。

夏至：炎热的夏天来临。

小暑：暑是炎热的意思。小暑就是气候开始炎热。

大暑：一年中最热的时候。

立秋：秋季的开始。

处暑：处是终止、躲藏的意思。处暑是表示炎热的暑天结束。

白露：天气转凉，露凝而白。

秋分：昼夜平分。

寒露：露水以寒，将要结冰。

霜降：天气渐冷，开始有霜。

立冬：冬季的开始。

小雪：开始下雪。

大雪：降雪量增多，地面可能积雪。

冬至：寒冷的冬天来临。

小寒：气候开始寒冷。

大寒：一年中最冷的时候。

第二节 四季健康饮食的原则

《黄帝内经》曰:"故智者之养生也,必顺四时而适寒暑,和喜怒而安居处,节阴阳而调刚柔,如是则避邪不至,长生久视。"这种天人合一,因时而序的智慧思想,就是指导我们四季健康饮食的最好原则。

二十四节气不断循环往复,早在生命开始前就存在着。人们日常生活的衣食住行,日常起居都是跟随着各个节气的特点不断变化。这是种下意识的变化,也就是中医里说的"人以天地之气,四时之法成"。

❖ 二十四节气饮食宜忌

春季要注意养阳,养肝健脾。夏季养生重点是保养心脏,注意多喝水。秋季注意清肺、健脾、补肝。冬季养生宜养肾防寒。

立春 2月3日~5日

立春养生要防病保健,注意室内通风,加强身体锻炼。此外,还要注意口鼻保健。

适当吃辛、甘、温、发散的食品,口味宜清淡可口。主食推荐糯米、大米、玉米。蔬菜推荐白萝卜、韭菜、香菜、油菜、洋葱、辣椒、茼蒿、卷心菜、茴香、白菜、芹菜、菠菜、莴苣、竹笋、冬瓜、南瓜、丝瓜、茄子等。

忌食酸、涩收敛之味，油腻、生冷的食物，少食黏、硬、肥甘厚之物，以免伤及脾胃。菜有西红柿。水果有柑橘、橙子、柚子、杏、木瓜、枇杷、山楂、橄榄、柠檬、石榴、乌梅等。

雨水　2月18日~20日

雨水时节，天气变化不定，此时养生要注重养护脾脏，春季养脾的重点首先在于调理肝脏，保持肝气顺畅。

多吃新鲜蔬菜、果汁多的水果及一些野菜。主食宜食小米等，蔬菜有胡萝卜、山药、韭菜、菠菜、油菜、豆苗、香椿、茼蒿、春笋、藕、荸荠、萝卜等。水果有柑橘、苹果、香蕉、雪梨、菠萝等。水产类有鲫鱼。其他为红枣、蜂蜜、莲子等。

忌辛辣、油腻食物，不得生食葱、蒜。

惊蛰　3月5日~7日

惊蛰时节饮食起居应顺应肝的属性。此外，诸如流感、水痘、流行性出血热等在这一节气都易流行爆发，要注意严防。

多吃新鲜蔬菜及富含蛋白质、维生素的清淡食物。蔬菜有菠菜、水萝卜、苦瓜、芹菜、油菜、山药、春笋、甜椒、洋葱。其他为莲子、银耳、芝麻、蜂蜜、鸡、蛋、牛奶等。

忌食或少食动物脂肪类食物等，如羊肉、鹌鹑；燥烈辛辣刺激性的食物也应少吃，如辣椒、葱、蒜、胡椒。

春分　3月20日~22日

此时非感染性疾病中的高血压、月经失调、痔疮及过敏性疾病等较易发生，要注意防护。

进食辛、甘温偏之物。主食选择热量高的，并要多摄取蛋白质，宜清淡可口。推荐食物有胡萝卜、卷心菜、菜花、小白菜、油菜、柿子椒、西红柿、韭菜等新鲜蔬菜；柑橘、柠檬、苹果等水果；芝麻、核桃、莲子等干果；豆浆等饮料。

忌油腻、生冷及刺激性食物，禁忌过热、过寒饮食。

小提示：在食用韭菜时要加入蛋类，以使食材互补。

清明　4月4日~6日

清明后雨水增多，自然由阴转阳，这时要注意清泄肝火，以防肝气升发太过或肝火上炎。

进食清凉的寒性食品，并减少甜食和热量大的食物摄入。吃些柔肝养肺的食物，如荠菜、菠菜、山药等蔬菜。其他有银耳、香菇等，橘子、香蕉等性味清凉的水果也应吃些。

忌食用鸡和笋，易动肝火，引起慢性肺炎和高血压复发。有慢性病的人忌食"发"的食物，如海鱼、海虾、羊肉、笋等。

谷雨 4月19日~21日

除了精神养生、调节情绪外，还可食用一些能缓解精神压力和调节情绪的食物。

食富含维生素B、碱性、养阴润肺、暖胃健脾及调节人体情绪的食物。豆类有黄豆、大豆。蔬菜有白萝卜、胡萝卜、黄豆芽、西红柿、菠菜等。水果有葡萄、香蕉、橘子、草莓、柠檬等。其他有海带、天然绿藻类和瘦肉等。宜食香椿，但不能过量。

忌过量饮食，减少高蛋白质、高热量食物的摄入。有风寒湿痹的人忌吃芹菜、生黄瓜、柿饼、柿子、西瓜、海带、田螺、螃蟹等生冷性凉的食物。

立夏 5月5日~7日

立夏以后的饮食原则是"春夏养阳"，而养阳重在"养心"。此时胃病较易发，要注意防范。

饮食以清淡、易消化、富含维生素的食物为主，多吃一些酸味食品，还要食用一些清淡平和、清热利湿的食物，适量补充蛋白质。蔬菜有西红柿、土豆、冬瓜、芹菜、洋葱、黄瓜、丝瓜、山药等。水果有香蕉、苹果、西瓜、草莓、桃等。干果有核桃、花生等。水产类有海参、泥鳅、鲫鱼等。其他有黑木耳、瘦肉、奶类、蛋类等。

忌油腻辛辣的食物，不要过早或过多吃生冷的食物，少吃鸡蛋黄、动物内脏、肥肉、虾等，少食一些苦味食物，少食过咸的食物，如咸鱼、咸菜等。

小满 5月20日~22日

此时人的生理活动处于一年当中最活跃的时期，消耗的营养较多，需要及时进补。

饮食以清爽、清淡的素食为主，常吃具有清利湿热、养阴作用的食物，食用一些清凉的食物，但不可过于寒凉。蔬菜有胡萝卜、冬瓜、黄瓜、丝瓜、西红柿、藕、山药等。肉类有鸭肉等。水产类有鲫鱼、草鱼等。水果有梨、西瓜、香蕉等。

忌食甘滋腻、生湿助湿的食物，如动物脂肪、海腥鱼类；酸涩辛辣、油煎熏烤之物及性属温热助火之品。

芒种 6月5日~7日

此时雨多且潮湿，天气闷热异常，极易伤脾胃。另外，由于经常生吃食物、痢疾高发，要注意防范。

饮食以清补为原则。此时要多食钾元素较高的食物，如菠菜、油菜、卷心菜、香菜、芹菜、青蒜、莴苣、山药、土豆、荞麦、玉米、大豆、红薯、香蕉等。

忌吃或是少吃油腻食物，以达到养护脾胃的目的；过咸、过甜、生冷性凉的食物也应少吃。

夏至 6月21日~22日

由于夏季出汗多，体内易丢失水分，脾胃消化功能也较差，所以常进稀食是夏季饮食养生的重要方法之一。

饮食要清淡，要多食杂粮以寒其体，宜多食酸味，常食咸味以补心。适宜的食物有西红柿、芹菜、冬瓜、黄瓜、莲藕、草莓、杏仁、绿豆、百合、莲子等。

忌肥甘厚味的食物，不可过量食用热性食物，以免助热。饮食不可过寒。

小暑 7月6日~8日

此时刚进入伏天，"伏"是伏藏的意思，所以人们应当减少外出以避暑气。

饮食以清淡味香为主，饮食上要多注意卫生和节制。多吃蔬菜和水果。推荐食物有西红柿、黄瓜、山药、苹果、西瓜、绿豆、豆浆、牛奶等。

忌吃荤，最好是少食。另外，还要改变不良习惯，不要吃过多的冷饮。

大暑 7月22日~24日

此时的人体容易被暑、湿等邪气所侵扰，故要重点防治中暑。饮食上要多吃防暑和健脾的食物。

多吃些燥湿健脾、益气养阴的食物，及时补充水分及蛋白质。适宜的食物有莲藕、土豆、山药、西瓜、大枣、香蕉、莲子、豌豆、绿豆、海参、甲鱼、瘦肉、鸡肉、鸭肉、鸡蛋、蜂蜜、豆浆、牛奶、绿茶等。

忌过于滋腻、生冷大凉、辛辣香燥的食物及酒、葱、蒜等刺激性食物。

立秋 8月7日~9日

立秋会带来"秋燥"的相关疾病，应多吃些润肺的食物。

适当多食滋阴润肺、养胃生津的食物，酸味果蔬也应常食用。适宜的食物有萝卜、西红柿、扁豆、山药、茭白、藕、豆腐、莲子、南瓜、桂圆、枇杷、菠萝、糯米、粳米、红枣、核桃、蜂蜜、芝麻等。

忌吃或少吃辛辣、热燥、油腻的食物，少饮酒。另外，食用瓜类水果应谨慎，脾胃虚寒者更应以此为禁忌。梨吃过多会伤脾胃，胃寒腹泻者应忌食。

处暑 8月22日~24日

此时气候变数较大，雨前气湿偏热，雨后气温偏凉，易引发风寒或风热感冒。

多吃温补食物，饮食宜清淡，多吃些碱性和蛋白质含量高的食物。适宜的食物有菠菜、芹菜、苦瓜、黄瓜、冬瓜、南瓜、海带、海蜇、黄鱼、干贝、银耳、莲子、百合、蜂蜜、芝麻、豆类及奶类等。

忌油腻食物，少吃辛辣烧烤类的食物，包括辣椒、生姜、花椒、葱、桂皮及酒等。少食冷饮。

白露 9月7日~9日

此时要避免鼻腔疾病、哮喘病和支气管病的发生。

多吃一些有祛痰平喘、润肺止咳作用的食物，宜以清淡、易消化且富含维生素的食物为主。包括竹笋、胡萝卜、萝卜、黑木耳、鲜藕、梨、红薯、苹果、小米、核桃、蜂蜜等。

忌吃或少吃鱼虾海腥、生冷腌菜、辛辣酸咸甘肥的食物。

秋分 9月22日~24日

此时要特别注重保养内守之阴气。

适宜多食酸味甘润的果蔬，以润肺生津、养阴清燥。饮食应以温、淡、鲜为佳，如藕、秋梨、甘蔗、柿子、黑木耳、鸭肉、百合、银耳、芝麻、核桃、糯米、蜂蜜等。

尽量少吃葱、姜等辛味之品，寒凉食物尽量少吃，不吃过冷、过辣、过黏的食物。

寒露 10月8日~9日

此时养生的重点是养阴防燥、润肺益胃，同时要注意剧烈运动、过度劳累等，以免耗散精气津液。

多吃些甘、淡、滋润的食品，可健胃养肺润肠，同时要注意补充水分。适宜食物包括山药、西红柿、莲藕、胡萝卜、萝卜、冬瓜、雪梨、香蕉、哈密瓜、苹果、提子、牛肉、鸭肉、鱼、虾、海带、豆类、紫菜、芝麻、核桃、银耳、牛奶等。

忌吃或少吃辛辣刺激、熏烤等类食品。

霜降 10月23日~24日

霜降表示天气更冷了。此时易犯咳嗽，慢性支气管炎也容易复发或加重。

以平补为原则。适宜的食品有洋葱、芥菜（雪里蕻）、萝卜、紫菜、山药、银耳、猪肉、牛肉、苹果、梨、橄榄、白果、栗子、花生等。

忌食或少食辛辣食品，要少食多餐。

立冬 11月7日~8日

民间把立冬作为冬天的开始。此时饮食应以增加热量为主，起居养生重点防"寒"。

适当吃一些热量较高的食品，特别是北方，同时也要多吃新鲜蔬菜，吃一些富含维生素、钙和铁的食物。适宜的食物包括大白菜、卷心菜、胡萝卜、白萝卜、绿豆芽、洋葱、油菜、西红柿、红薯、苹果、梨、香蕉、柑橘、枣、豆腐、木耳、蘑菇类、羊、牛、鸡、鱼、虾、海带、牛奶、豆浆、蛋类、核桃、杏仁等。

忌食或少食生冷食物。

小雪 11月22日~23日

此节气前后，天气阴暗，容易导致或复发抑郁症，因此，要选择性地吃一些有助于调节心情的食物。

多喝热粥。热粥不宜太烫，亦不可食用凉粥。适时温补，如羊肉、牛肉等；同时多吃香蕉、腰果、山药、白菜、栗子、白果、核桃等。

忌食过于麻辣的食物。

大雪　12月6日~8日

本时节宜温补助阳、养阴益精、补肾壮骨。此时也是食补的好时候，但切忌盲目乱补。

温补助阳、养阴益精、补肾壮骨。冬季应多吃富含蛋白质、维生素和易于消化的食物。宜食高热量、高蛋白、高脂肪的食物。温补食物有羊肉、牛肉、猪肉、鸡肉、萝卜、胡萝卜、茄子、山药、鲫鱼、海参、核桃、桂圆、枸杞、莲子等。

忌太过或乱补，不宜食用性寒的食品；螃蟹则属大凉之物，也不宜在初冬食用。

冬至　12月21日~23日

此时节对高血压、动脉硬化、冠心病患者来说，要特别提高警惕，谨防发作。

膳食种类要多样化，谷、果、肉、蔬菜合理搭配，适当选用高钙食品。食物要温热熟软，并且要清淡。宜食梨、猕猴桃、甘蔗、柚子、胡萝卜、西红柿等。

忌盲目吃狗肉、虚实不分、无病进补。不宜吃浓浊、肥腻和过咸食品。切记羊肉禁与南瓜同食。

小寒　1月5日~7日

小寒节气正处于"三九"，是一年当中气候最冷的时段。此时人们应注意"养肾防寒"。

多吃羊肉、猪肉、狗肉、鸡肉、韭菜、辣椒、茴香、香菜、荠菜、南瓜、鳝鱼、鲢鱼、木瓜、樱桃、栗子、核桃仁、杏仁、大枣、桂圆等。此时比较适合吃麻辣火锅和红焖羊肉。

忌盲目进补，易造成虚者更虚、实者更实，使人体内平衡失调，出现不良反应。

大寒　1月20日~21日

大寒期间是感冒等呼吸道传染性疾病高发期，所以应注意防寒。

适当多吃一些温散风寒的食物以防风寒邪气的侵袭。饮食宜减咸增苦，宜热食（燥热之物不可过食）；食物的味道可适当浓一些，但要有一定量的脂类，保持一定的热量。宜食用的食材同"小寒"，适当增加生姜、大葱、辣椒、花椒、桂皮等佐料。

忌黏硬、生冷食物，应少吃海鲜和冷饮。

疾病在任何时候都是不受欢迎的，我们生活在地球上，二十四节气总在自然而有规律的交替变化着，让我们大家都顺应天时，善待自己，注意养生，预防疾病永葆健康。

读石油版图书，获亲情馈赠

亲爱的读者朋友，首先感谢您阅读我社图书，请您在阅读完本书后填写一下信息。我社将长期开展"读石油版书，获亲情馈赠"活动，凡是关注我社图书并认真填写读者反馈卡的朋友都有机会获得亲情馈赠，我们将定期从信息反馈卡中评选出有价值的意见和建议，并为填写这些信息的朋友免费赠送一本好书。

《微运动 慢健康》

1. 您购买本书的动因（可多选）
   □书名　　　　□封面　　　　□内容　　　　□价格
   □书店推荐　　□朋友推荐　　□报刊文章推荐
   其他

2. 您在哪里购买了本书（若是书店请写明书店地址和名称）？
   _____购书时间_____

3. 您是怎样知道本书的（可多选）？
   报刊介绍_____（报刊名称）　朋友推荐_____
   网站_____（网站名称）　微信公众号_____（微信公众号名称）
   书店广告_____（书店名称）　其他_____

4. 您对本书印象如何（可多选）？
   封面：□新颖　□吸引眼球　□一般，没创意　□不适合本书内容
   内容：□丰富　□有新意　　□一般　　　　　□较差
   排版：□新颖　□一般　　　□太花俏　　　　□较差
   纸张：□很好　□一般　　　□较差
   定价：□太高　□有点高　　□合适　　　　　□便宜

5. 您对本书的综合评价和建议（可另附纸）：
   _____
   _____

您的资料：
姓名：_____　性别：_____　年龄：_____　学历：_____　职业：_____
联系电话（写明区号）：_____　手机：_____
通信地址：_____
邮编：_____　电子邮件：_____

我们的联系方式：
地址：北京市朝阳区安华西里三区18号楼1105室　　高超
邮编：100011　　E-mail：petropub@163.com　　编辑部电话：010-64523643

请延虚线剪下装订寄回，谢谢！